DR. MED. SIMONE KOCH

AUTOIMMUN HILFE

Beschwerdefrei leben durch lektinarme Ernährung

südwest

FÜR JULIAN

DANKSAGUNG

Mein spezieller Dank gilt Nico und Michaela, die dieses Projekt eingeleitet haben und damit wesentlich dafür verantwortlich sind, dass es realisiert werden konnte.

Ich danke allen Mitarbeitern des Verlags, meiner Lektorin, aber vor allem meinem Redakteur Herrn Frisch und dem Fotograf Herrn Einenkel für die tolle Zusammenarbeit und die Realisierung dieses schönen Projektes.

Speziell möchte ich Yavi danken, von der ich so viel über das Schreiben lernen durfte.

Ich danke allen meinen Followern und Patienten für ihr Vertrauen und ihre Treue. Ohne euch wäre nichts von all dem möglich.

Meinen Literaturkreismädels und vor allem Ulli! Maria und Daggie, weil ihr einfach wundervoll seid. Meinen großartigen Kolleginnen Jenny und Jessica, ohne die ich in all meinem kreativen Chaos nichts hinbekommen würde.

Max, Marc, Felix, Monique, Judith, Tim, Josi, Douwe, Nico, Michaela und all den anderen, die ich jetzt vergessen habe: Ihr seid mein Herzensstamm. Danke, dass ich mich bei euch zu Hause fühlen darf und dass ihr mir geholfen habt, durch schwere Zeiten zu gehen.

Meinen Eltern und meiner Schwester für ihre immerwährende Liebe und Unterstützung.

Und Julian. Für Deine Liebe, Deine Kraft und Deine starken Schultern, wann immer ich sie brauche.

INHALT

KAPITEL 1

AUTOIMMUNERKRANKUNGEN – DIE PLAGE UNSERER ZEIT

Autoimmunerkrankungen sind auf dem Vormarsch. Das merkt man schon, wenn man einmal auf einer Familienfeier oder einem Grillfest herumfragt: Erstaunlich viele Menschen leiden an irgendeiner Autoimmunerkrankung. Eine zu haben, ist eher Regel als Ausnahme.

Schon allein die autoimmune Thyreoiditis, die zu einer chronischen Entzündung der Schilddrüse führt und nach ihrem Erstbeschreiber Hakaru Hashimoto (1881–1934) benannt ist: Hashimoto-Thyreoiditis, hat in Deutschland eine Häufigkeit (Prävalenz) von 7 bis 10 Prozent. Damit kann sie guten Gewissens als Massenphänomen bezeichnet werden.

Zählt man noch Allergien dazu, die auch nur Reaktionen eines hyperaktiven Immunsystems gegen den eigenen Körper sind, ausgelöst durch einen Umweltreiz, so betreffen Autoimmunerkrankungen mehr als die Hälfte der deutschen Bevölkerung. Und die Tendenz ist steigend. Damit werden Autoimmunerkrankungen zu einem großen Problem für unser Gesundheitssystem, und durch die dadurch bedingten Krankheitstage und eventuell einen kompletten Ausfall auch zu einem großen Problem für unsere Gesellschaft – von der zum Teil erheblichen Einschränkung der Lebensqualität des Einzelnen einmal ganz abgesehen. Warum das so ist, konnte trotz zahlreicher Bemühungen bislang nicht abschließend geklärt werden. Es gibt allerdings verschiedenste Theorien.

In indigenen Bevölkerungen kommen Autoimmunerkrankungen sehr selten vor. Sobald diese sich aber an die westliche Lebensweise anpassen, entspricht die Anzahl der Erkrankungen sehr schnell unserer oder liegt sogar noch höher. Das legt nahe, dass Autoimmunerkrankungen etwas mit unserem Lebensstil zu tun haben.

Auch andere Fakten geben Hinweise: So war zum Beispiel vor der Wende die Rate an Allergien und Autoimmunerkrankungen vor allem aus dem atopischen Kreis (wie zum Beispiel Heuschnupfen, Asthma oder Neurodermitis) in den neuen Bundesländern deutlich geringer, glich sich nach der Wende aber schnell an, obwohl die Menschen sich von ihrer ethnischen Zugehörigkeit, ihrer Lebensweise und ihrer Abstammung glichen und auch räumlich nur durch eine willkürliche Grenze getrennt wurden.

Die Entwicklung von Autoimmunerkrankungen scheint also von vielen Einflüssen abhängig zu sein und auf verschiedenen Ursachen zu beruhen, sie führen am Ende aber zum selben Ergebnis: zu einer erhöhten Aktivität des Immunsystems und einer stillen chronischen Entzündung des Körpers mit der Folge, dass am Ende eigenes Gewebe angegriffen und zerstört wird.

CHRONISCHE ENTZÜNDUNGEN

Stille chronische Entzündungen sind mitverantwortlich für Übergewicht, hormonelle Disbalancen und eingeschränkte Leistungsfähigkeit. Chronische Entzündungen führen zu Disbalancen der wichtigen Masterhormone (wie Leptin und Insulin) und lösen hier sogenannte Resistenzen, also Widerstandsfähigkeiten, aus. Und diese Resistenzen erhöhen die Bereitschaft des Körpers für Entzündungen. Dieser Teufelskreis kann sich über Jahre hinweg fortsetzen und stellt einen erheblichen Stressor für den Körper dar. Stress wiederum ist ebenfalls ein Trigger (Auslöser) für Entzündungen.

Dabei sind Entzündungen erst einmal nichts Schlechtes. Verletzen wir uns, ruft unser Körper verschiedene Interleukine auf den Plan, also körpereigene Botenstoffe der Zellen des Immunsystems, die ihrerseits Zellen des Immunsystems herbeirufen. Das führt zu Rötungen und Schwellungen und leitet den Heilungsprozess ein. Ohne entzündliche Prozesse würden wir innerhalb kürzester Zeit von den Massen an Bakterien in und um uns herum getötet und aufgefressen werden – eindrucksvoll zu sehen an Menschen, deren Immunsystem nicht intakt ist und die nur in einer völlig keimfreien Umgebung überleben können.

Normalerweise handelt es sich bei diesen entzündlichen Prozessen um ein zeitlich begrenztes, akutes Geschehen. Die Zellen des Immunsystems erkennen den Feind und vernichten ihn. Je nachdem, wie gefährlich er ist, müssen möglicherweise Spezialtruppen zu Hilfe gerufen werden, aber am Ende siegt meist das Immunsystem oder steht der Tod – vor allem in Zeiten vor Antibiotika und Co.

Nach dem Sieg merken sich die Gedächtniszellen unseres Körpers dieses Geschehen, um in einer ähnlichen Situation noch besser und schneller reagieren zu können.

Was aber, wenn der Alarmzustand zum Dauerzustand wird? Die Zellen unseres Immunsystems verhalten sich dann wie wir, wenn wir uns unter Dauerbeschuss befinden und keine Erholung bekommen: Sie werden unaufmerksam und extrem reizbar. Irgendwann reicht die kleinste Kleinigkeit, und unser Immunsystem rastet aus und greift eigentlich völlig harmlose Substanzen und auch Zellen des eigenen Körpers an. Eine Autoimmunerkrankung ist entstanden.

Folgende Faktoren können zu einer chronischen Entzündung und damit

auch zu einer Autoimmunerkrankung führen:

- Nahrungsmittelunverträglichkeiten,
- übermäßiger, langfristiger körperlicher Stress,
- chronischer psychischer Stress,
- chronischer Schlafmangel,
- erhöhter Konsum entzündungsfördernder ungesättigter Fettsäuren,
- chronische Virusinfektionen,
- chronische bakterielle Infektionen,
- hormonelle Disruptoren,
- Giftstoffe,
- langfristige Einnahme von künstlichen Hormonen,
- starke hormonelle Schwankungen,
- psychische Traumata,
- Dysbiosen des Dickdarms,
- Darmpermeabilitätsstörungen,
- hormonelle Disbalancen zugunsten entzündungsprovozierender (proinflammatorischer) Hormone,
- Mikronährstoffmängel,
- genetische Polymorphismen, sogenannte SNPs (single nucleotide polymorphisms),
- genetische Mängel von Abwehrsubstanzen,
- vermehrte Blutzuckerspitzen,
- Toxine,
- Übergewicht
- und vieles andere mehr.

Viele dieser Einzelfaktoren bedingen sich gegenseitig:

1. Bestimmte Mikronährstoffmängel können beispielsweise einen ungünstigen Effekt auf das Immunsystem haben und stellen gleichzeitig einen Risikofaktor für die Entwicklung einer Undichtigkeit des Darms (eines Leaky-Gut-Syndroms) dar.

2. Übergewicht verursacht aufgrund der Hormonaktivität des Fettgewebes chronische Entzündungen und diese führen durch ein Außer-Kraft-Setzen der Sättigungshormone und durch Verschiebungen der Geschlechtshormone zueinander abermals zu Übergewicht.

Nach unserem derzeitigen Wissensstand basieren nur etwa 30 Prozent des Geschehens auf unserer genetischen Grundlage; durch einen entsprechenden Lebensstil lässt sich der Ausbruch einer Erkrankung meist vermeiden. Und nur bei einigen sehr spezifischen Erkrankungen tritt die Erkrankung nicht ohne eine genetische Variation auf. Das gilt beispielsweise für die Zöliakie, die immer mit Veränderungen auf den Genen HLA-DQ2 und/oder HLA-DQ8 einhergeht. Verschiedene genetische Veränderungen an nur einer Aminosäure in unserem Genom (Erbgut) können zu

Fehlfunktionen bestimmter Enzyme führen. Je nachdem, ob eine oder beide Seiten der DNA betroffen sind und ob es mehrere für dieses Enzym verantwortliche Gene gibt, sind diese Störungen stärker oder schwächer ausgeprägt.

Wer mehrere solcher sogenannter SNPs (*Single Nucleotide Polymorphisms*) hat, für den besteht ein höheres Risiko, im Laufe seines Lebens an einer chronischen (Autoimmun-)Erkrankung zu erkranken. Doch selbst dann sind wir nicht Opfer einer unumkehrbaren Notwendigkeit. Vielmehr trägt unser Lebensstil wesentlich dazu bei, ob diese »Fehler« in unserem Leben zu Problemen führen. Allerdings haben sie einen erheblichen Einfluss, sodass manche Menschen völlig problemlos ein extrem ungesundes und stresserfülltes Leben führen können, während andere schon gegenüber geringen Stressoren so empfindlich reagieren, dass ihr Leben völlig aus der Bahn gerät.

Manchmal lassen sich Ursache und Wirkung auch schwer voneinander unterscheiden. So geht beispielsweise bei vielen Menschen ein Ungleichgewicht zu Ungunsten der entzündungshemmenden Hormone Progesteron und Testosteron der Entwicklung einer Autoimmunerkrankung voraus. Das kann angeboren sein, in sehr vielen Fällen ist es aber auch erworben. Für die erworbenen Störungen in diesem Bereich gibt es zwei wesentliche Ursachen:

1. die sogenannten hormonellen Disruptoren, also Stoffe aus unserer Umwelt, die unser Hormonsystem stören, und

2. Stress jeglicher Art, der unseren Körper dazu treibt, aus der gleichen Ursprungssubstanz mehr Stresshormone als Geschlechtshormone zu produzieren und vor allem »Grundmaterial« von den antientzündlichen Hormonen abzuzweigen.

Besonders ungünstig ist es natürlich, wenn ein genetisch bedingter Mangel und ein diesen Mangel begünstigender Lebensstil zusammenkommen. Weil der Verlust beziehungsweise die Verminderung der beiden mächtigsten antientzündlichen Hormone eine so wesentliche Rolle spielt, im Folgenden ein bisschen mehr dazu.

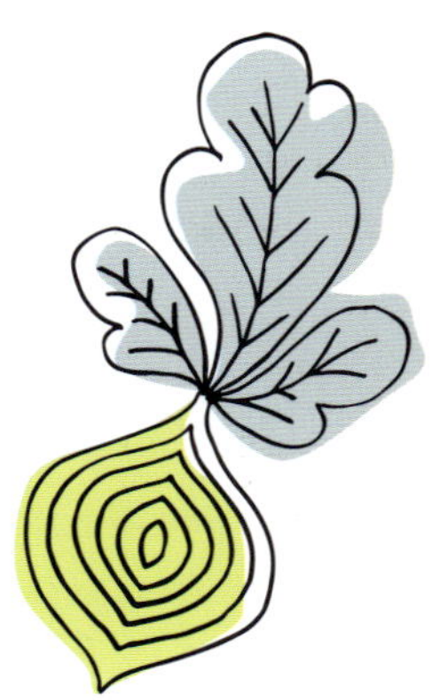

HORMONELLE DISRUPTOREN ODER: DIE GEISTER, DIE ICH RIEF

Eine ganze Reihe von chemischen Stoffen, die teils massenweise in der Industrie zum Einsatz kommen, greifen in unser Hormonsystem ein – zum Teil, indem sie die Rezeptoren unseres Körpers blockieren und ihm so vorgaukeln, es seien genug Hormone vorhanden, zum Teil, indem sie direkt die Funktion unserer Geschlechtsdrüsen stören.

Viele dieser Stoffe, wie zum Beispiel Teflon, sind sehr langlebig und haben sich über die Hochwinde und Ozeane auf unserem ganzen Planeten verteilt. So lässt sich Teflon sogar in der Leber von Eisbären in Grönland oder im Blut von Amazonas-Indianern nachweisen, die fast keinen Kontakt zur Außenwelt hatten. Durch das Übermaß dieser Stoffe kommen Mädchen in den Industrienationen immer früher in die Pubertät und geht die Zeugungsfähigkeit vor allem des männlichen Geschlechts immer weiter zurück. Die meisten dieser Stoffe imitieren die Funktion des Hormons Östrogen oder behindern die Produktion von Testosteron und Progesteron in den Keimdrüsen.

Die beiden zuletzt genannten Hormone gehören zu den stärksten antientzündlichen Hormonen, die unser Körper zu bieten hat. Sie übernehmen für unser Immunsystem eine Art Wächter- und Beruhigungsfunktion. Fehlen sie, ist das Risiko erheblich höher, dass sich die Zellen unseres Immunsystems wie eine Herde aufgescheuchter Gnus verhalten, die alles platt trampelt, was sich ihnen in den Weg stellt, als wenn sie in ausreichender Menge vorhanden sind.

Da solche chemischen Stoffe vielfach auch in Pestiziden und Ähnlichem zu finden sind, sollte man kontrolliert biologisch angebautes Gemüse und Fleisch von artgerecht gehaltenem Vieh kaufen.

Mich intensiver mit diesen Stoffen zu beschäftigen, würde den Rahmen dieses Buches sprengen, der Leser ist jedoch dazu eingeladen, auf meiner Homepage www.autoimmunhilfe.de vorbeizuschauen. Hier gibt es zahlreiche Blogbeiträge zum Thema.

Doch selbst wer sich besonders gesund ernährt und versucht, alle Giftstoffe in seinem Leben zu meiden, kann zur Entwicklung derartiger Disbalancen beitragen, sofern er das Ganze mit falschem Ehrgeiz angeht und dadurch Stress auslöst.

Der Ausgangsstoff all unserer Steroidhormone ist nämlich Pregnenolon. Er wird von unserem Körper je nach Bedarf auf drei Achsen verteilt:

1. Progesteron-/Aldosteronachse,
2. die Cortisolachse und
3. die Geschlechtshormonachse.

Dabei ist die Menge an Pregnenolon begrenzt. Zwar kann unser Körper die Produktion kurzfristig erhöhen, sofern genügend Cholesterin vorhanden ist (denn alle Steroidhormone werden aus Cholesterin gebildet), langfristig schiebt unser Körper dem aber einen Riegel vor, um Langzeitschäden zu vermeiden. Haben wir chronischen Stress – sei es durch eine permanente Belastung bei der Arbeit, eine unglückliche Beziehung, zu viel Sport oder eine chronische Erkrankung –, zweigt unser Körper verstärkt Pregnenolon für die Cortisolachse ab und bedient die anderen Achsen nur noch vermindert. Gleichzeitig verwandelt er Progesteron in Cortisol, weshalb vor allem die Progesteronachse leidet. Die Folge: ein Mangel am antientzündlichen Hormon Progesteron. Das kann bei Frauen zum Beispiel zu verstärkten und schmerzhaften Monatsblutungen, erschwerter Empfängnis oder schmerzenden Brüsten führen. Und die Einnahme eines hormonellen Verhütungsmittels verschärft dieses Geschehen noch erheblich, weil dadurch nun meist gar kein Progesteron mehr in den Eierstöcken produziert wird.

Bei Männern kommt es zu einem funktionell bedingten Testosteronmangel, der den Fettanteil im Körper erhöhen und zu Konzentrationsstörungen, Reizbarkeit, Schlafstörungen und einem Libidoverlust führen kann, um nur einige Symptome zu nennen.

All diese Beschwerden können auch durch potenziell schädliche Bestandteile in unserer Nahrung hervorgerufen werden. Lektine beispielsweise sind einerseits in der Lage, direkt auf körpereigene Prozesse wie zum Beispiel auf den Hormonstoffwechsel zu wirken, und andererseits können sie dem Körper in vielerlei Hinsicht Stress bereiten.

DARMPERMEABILITÄTSSTÖRUNG: DAS LEAKY-GUT-SYNDROM

Die oben genannten hormonellen Veränderungen sind auch für die Entwicklung eines weiteren erheblichen Risikofaktors für eine Autoimmunerkrankung relevant: die Darmpermeabilitätsstörung, vielfach auch aus dem Englischen als Leaky-Gut-Syndrom bezeichnet. Je nach Studie gehen Forscher davon aus, dass eine

Darmpermeabilitätsstörung bei 80 bis 100 Prozent aller Autoimmunerkrankten vorliegt. Einige sehen hierin eine wesentliche Ursache für die Krankheit, andere halten sie für eine Folge der Erkrankung. Ich persönlich glaube, dass sich wie so oft Huhn und Ei nicht wirklich voneinander trennen lassen. Sicher ist allerdings, dass eine Autoimmunerkrankung ursächlich und ohne die Anwendung von starken Medikamenten mit erheblichen Nebenwirkungen nicht verbessert werden kann, solange eine Darmpermeabilitätsstörung besteht. Daher werden wir später noch intensiv auf dieses Syndrom eingehen.

Was wir zu uns nehmen, ist enorm wichtig für die Gesundheit und Intaktheit unseres Darms. Schließlich hat er jeden Tag und permanent Kontakt zu dem, was wir essen.

Stellen Sie sich vor, Sie müssten jede Nacht in einem Bett aus Dornen liegen, Ihre Haut wäre inzwischen völlig durchlöchert und Ihr ganzer Körper deutlich weniger leistungsfähig. Natürlich würden Sie sich mit der Zeit an den Schmerz gewöhnen, ihn nicht mehr so stark wahrnehmen und auch lernen, sich nachts nicht mehr zu bewegen, sodass die Schäden geringer würden. Doch es wäre permanenter Stress, infolgedessen würden Sie sich nicht erholen und es könnten sowohl Stoffe in unseren Körper eindringen, die da nichts verloren haben, als auch Dinge (in diesem Beispiel wohl vor allem Blut) den Körper verlassen, die dort gebraucht werden.

Eines dieser Dornengewächse, die wir unserem Darm tagtäglich zumuten, sind die Lektine in unserer Nahrung. Sie kommen überall vor. Ich finde es wichtig, sich das klar vor Augen zu führen. Denn eine lektinfreie Ernährung ist nicht möglich.

Die Abwendung von traditionellen Lebensweisen, die Globalisierung und diverse Zuchtprogramme sowie genetische Veränderungen an Pflanzen haben in der heutigen Zeit sogar zu einer exponentiellen Zunahme von Lektinen in unserer Ernährung geführt.

Grundsätzlich sind Lektine Kohlenhydrate bindende Proteine (Glykoproteine), die Zellen zusammenballen können (engl. *agglutinate*), ohne sie zu verändern. Deshalb werden sie auch Agglutinine genannt. Zudem sind sie Anti-Nährstoffe, die unsere Nährstoffverwertung beeinträchtigen können. Lektine kommen in den meisten Pflanzen vor, denn sie produzieren diese Stoffe, um nicht gefressen zu werden. Daraus lässt sich ableiten, dass besonders appetitlich präsentierte Pflanzenteile meist wenig Lektine enthalten (um über den Umweg durch einen Fressfeind das Erbmaterial zu verteilen), zum langfristigen Überleben benötigte Pflanzenteile hingegen umso mehr.

Da die Pflanze nicht gefressen werden möchte, bedient sie sich verschiedener Mechanismen, um Fressfeinde zu schädigen. Sobald Lektine erst einmal in den Fressfeind (in diesem Falle in uns) hineingekommen sind, können sie ihre wesentliche schädigende Wirkung entfalten: Sie machen den Darm undicht.

Unser Darm hat nämlich normalerweise eine Barriere, die unzureichend verdaute Moleküle oder Schadstoffe nicht durch die Darmwand in den Blutkreislauf gelangen lässt. Lektine rufen Veränderungen an der Darmwand hervor, die diese Barrierefunktion stören. Werden wiederholt für den Dünndarm schädliche Moleküle verzehrt, führt dies zu einer verstärkten Durchlässigkeit der Darmwand, und Lektine gelangen in den Blutkreislauf.

Lektine sind also ein wichtiger Schlüssel dazu, den Gesundheitszustand bei einer Autoimmunerkrankung zu verbessern. Bei einigen Autoimmunerkrankungen wird ein direkter ursächlicher Zusammenhang mit dem Verzehr bestimmter Lektine vermutet. So bindet beispielsweise Weizenagglutinin besonders stark an Immunglobulin A (IgA) und steht im Verdacht, eine IgA-Nephropathie auszulösen, also die häufigste primär chronische Erkrankung der Nierenkörperchen; die in Milchprodukten enthaltenen Lektine sollen unmittelbar an der Entstehung von Diabetes mellitus Typ I und multipler Sklerose beteiligt sein.

Je nach persönlicher Empfindlichkeit kann die weitgehende Beseitigung von Lektinen aus der Ernährung die Erkrankung zum Stillstand bringen und zu einer sogenannten Remission führen. Remission bedeutet, dass die Erkrankung keinerlei Beschwerden macht und sich auch von außen nicht mehr ohne Weiteres nachweisen lässt.

Die genetische Anpassung an bestimmte Lektingruppen spielt bei ihrer Verträglichkeit eine große Rolle. Europäer und Menschen europäischer Abstammung reagieren zum Beispiel besonders empfindlich auf Nachtschattengewächse. Diese kamen ja erst vor rund 650 Jahren aus Südamerika zu uns und selbst danach dauerte es noch lange, bis sie zu einem festen Bestandteil unserer Ernährung wurden. Unsere Vorfahren kannten weder Tomaten noch Paprikaschoten oder Kartoffeln – und überlebten trotzdem ohne schwerwiegende Mängel. Das sollten wir immer bedenken, wenn wir glauben, ohne Nachtschattengewächse kein Gemüse mehr zum Essen zur Verfügung zu haben.

Eine Rückbesinnung auf die ursprünglich in Europa heimischen Nahrungsmittel kann nicht nur zu einer interessanten kulinarischen Reise werden, sondern auch enorm bei der Verbesserung der eigenen Erkrankung helfen.

Auch wenn der ständige Kontakt mit bestimmten Lektingruppen zu einer gewissen Widerstandskraft (Resilienz) ihnen gegenüber führt, treten in bestimmen Bevölkerungsgruppen mit einem traditionell hohen Konsum an stark lektinhaltigen Lebensmitteln mehr Autoimmunerkrankungen auf. Diese Entwicklung hat sich vor allem verschärft, seit die Industrie Hilfsmittel bereitstellt, um die traditionelle Verarbeitung von Lebensmitteln zu umgehen.

Dies trifft zum Beispiel auf die indische Bevölkerung zu. Hier werden seit jeher große Mengen Hülsenfrüchte verzehrt, die viel Lektin enthalten. In Indien leiden die Menschen im Vergleich zum Rest der Welt überproportional häufig an Autoimmunerkrankungen, vor allem aus der Gruppe der Sklerosen und Kollagenosen, also der Verhärtung von Organen oder Gewebe durch die Vermehrung von Bindegewebe, also an Bindegewebserkrankungen.

Aber man muss gar nicht so weit weg gehen. In Deutschland stellen Brot und Getreidebreie seit Langem einen großen Anteil an der Ernährung. Schon die Wikinger aßen viel Gerstenfladenbrot, das auf einem heißen Stein geröstet wurde. Allerdings wurden, in Ermangelung industriell hergestellter Hefe, hierfür stets Sauerteige verwendet. Und eine traditionelle Sauerteigherstellung mit entsprechend langer Fermentation führt zu einer nahezu vollständigen Zerstörung der Lektine im Getreide. In Studien konnte sogar eine Verträglichkeit von Sauerteigbrot bei Zöliakie-Erkrankten gezeigt werden.

TYP-IV-ALLERGIEN

Doch Lektine können nicht nur zu einer Darmpermeabilitätsstörung führen. Vielmehr gehören sie zu den Nahrungsstoffen, die relativ häufig für eine direkte Aktivierung oder auch Überaktivierung des T-Zell-Systems verantwortlich sind. Diese Aktivierungen lösen Allergien vom verzögerten Typ – Typ-IV-Allergien – aus und werden bei ständigem Kontakt schnell chronisch. Bei dieser Allergieform zeigen sich Symptome erst viele Stunden, meist 24 bis 72 Stunden, nach Kontakt mit dem Allergen. Daher ist es sehr schwer, einen Zusammenhang herzustellen. Die meisten Menschen kennen nur die Typ-I-Allergien, die mit unmittelbaren und oft beeindruckenden Symptomen einhergehen. Durch den direkten Zusammenhang ist es hier wesentlich leichter, sich über Ursache und Wirkung klar zu werden und die entsprechenden Allergene zu meiden. Allergien vom Typ IV lösen zum Teil sehr unspezifische Symptome aus. Hierzu können gehören:

- Magen-Darm-Beschwerden,
- Schlafstörungen,
- innere Unruhe,
- Stimmungsschwankungen,
- Stressintoleranz,
- laufende Nase,
- geschwollene Schleimhäute,
- Gliederschmerzen,
- Müdigkeit,
- Erschöpfung
- und vieles andere mehr.

Eine ständige Aktivierung des T-Zell-Systems führt zu einem extremen Raubbau an den Energievorräten des Körpers. Denn kaum etwas in unserem Körper ist so energiehungrig wie unser Immunsystem. Bei einer chronischen Aktivierung kann der Kontakt mit problematischen Nahrungsmitteln daher zu extremen Energieeinbußen kurz nach der Mahlzeit führen. Diese können zum Teil so schlimm sein, dass derjenige gezwungen ist, sich hinzulegen und auszuruhen. Geht das nicht, können im schlimmsten Fall eine verwaschene Sprache und präkollaptische Zustände auftreten.

Gleichzeitig kommt es oft zu Heißhunger auf Zucker und stärkehaltige Lebensmittel, da unser Körper das stark überaktivierte Stresssystem zu beruhigen und sich mit neuer Energie zu versorgen versucht. Werden hierfür wieder Nahrungsmittel verzehrt, die den ganzen Prozess ausgelöst haben, befinden wir uns schnell in einem verhängnisvollen Kreislauf, der sich immer wieder selbst anstößt. Das Ganze verschlimmert sich umso mehr, je weniger Energie unser Körper anfangs hatte.

Bei Menschen mit einer autoimmunen Schilddrüsenerkrankung kommt noch erschwerend hinzu, dass die verminderte Produktion von Schilddrüsenhormonen zu einer verminderten Produktion von Adenosintriphosphat (kurz ATP) führt, dem Energietreibstoff aus den Kraftwerken unserer Zellen (Mitochondrien).

Außerdem kann die permanente Zellaktivierung und die mit ihr einhergehende chronische Entzündung zu einer Veränderung der Serotoninproduktion führen. Serotonin ist als sogenanntes Glückshormon den meisten von uns ein Begriff. Ein Serotoninmangel kann zu Depressionen führen und an dieser Stelle setzen auch viele Psychopharmaka an. Durch die chronische Aktivierung des T-Zell-Systems, wie sie unter anderem oft durch Lektine hervorgerufen wird, wird die essenzielle Aminosäure Tryptophan zunehmend nicht mehr in das wichtige Serotonin umgewandelt, sondern in das Fehlprodukt Kynurenin. Dadurch kann es zu Depressionen, schwarzen Gedanken und im schlimmsten Fall sogar zu Psychosen kommen. Da Serotonin in gewisser Weise eine Vorläuferstufe des Hormons Melatonin ist, unseres inneren Taktgebers, treten womöglich auch Schlafstörungen und erhebliche Verschiebungen des Tag-Nacht-Rhythmus auf.

Mit welchen Tests man eine Nahrungsmittelallergie dieses Typs ermitteln kann und welche Nahrungsergänzungsmittel die Symptome lindern können, lesen Sie ausführlich im Praxisteil.

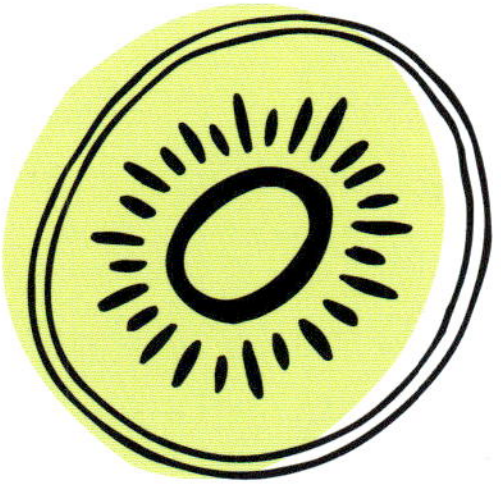

KAPITEL 2

MEINE GESCHICHTE

Damit Sie verstehen, wie ich überhaupt zu diesem Thema gekommen bin und warum ich gerade das Thema »Ernährung und Lektine« für so wichtig halte, möchte ich Ihnen meine persönliche Geschichte erzählen.

MEINE KINDHEIT

Ich kam etwas zu früh auf die Welt, nachdem bei meiner Mutter die Fruchtblase geplatzt und die Geburt, zumindest laut meiner Mutter, recht brutal eingeleitet worden war. Der Übertritt ins Leben kam für mich also etwas überraschend und war nicht von mir initiiert. Glücklicherweise erleichterte mir meine Mutter den Einstieg, indem sie mich zunächst voll und ausschließlich stillte. In den ersten Monaten ist der Darm des Säuglings nämlich noch sehr stark durchlässig, und bei jeder Nahrungsaufnahme dringen Stoffe in den noch völlig ungeschulten Körper ein, die das Immunsystem reizen und überfordern können. Leider dauerte dieser Idealzustand aber nicht lange an. Denn meine Mutter versuchte gemäß den kinderheilkundlichen Empfehlungen dieser Zeit ab dem vierten Lebensmonat, Brei und Tee ins Kind zu bekommen. Wie ich heute weiß, waren diese Bemühungen allerdings wegen meines noch sehr stark ausgeprägten Zungenstoßreflexes wenig von Erfolg gekrönt, mein Immunsystem dürfte jedoch auf das so früh eingeführte Getreide wenig friedlich reagiert haben. Ob diese Versuche damit in Zusammenhang stehen oder nicht, lässt sich nicht mehr sagen, doch recht bald danach bekam ich meine erste Lungenentzündung, und viele weitere folgten. Bis heute neige ich zu Streptokokkeninfektionen vor allem der Atemwege, wenn sich das auch deutlich gebessert hat.

Schon als Kind aß ich weder besonders gerne Brot noch trank ich gerne Milch. Nach meiner morgendlichen Milch und dem erzwungenen Frühstück war mir regelmäßig schlecht. Deshalb landete mein Schulbrot schon sehr früh im Müll statt in meinem Magen. Ich hatte einfach das Gefühl, mir tue es nicht gut.

Als in meiner Familie – ganz im Sinne der damals populären Vollkornbewegung – Frischkornbrei eingeführt wurde, hatte das für mich katastrophale Folgen. Mir wurde davon schlecht, ich kämpfte mit Magenschmerzen und schlimmsten Völlegefühlen. Leider dauerte eine ganze Weile, bis ich ihn endlich nicht mehr essen musste. Dass ich vielleicht ein grundsätzliches

Problem mit einem so »gesunden« Nahrungsmittel wie Vollkorngetreide haben könnte, darauf kam damals niemand.

Als ich zehn war, fand meine Mutter sich plötzlich allein mit zwei Kindern wieder. Ich erinnere mich nicht, ob sie vorher viel gekocht hatte, aber nun gab es viel Fertigessen aus der Dose. Ich erinnere mich genau an das ständige Gefühl des Aufgeblähtseins. Für mich war das zum Teil so unangenehm, dass ich tagelang fast nichts aß. Besonders schlimm war es am Wochenende und im Urlaub. Retrospektiv weiß ich, dass das daran lag, dass ich dann frühstückte, was ich sonst eigentlich nie tat. Damals konnte ich aber keinen Zusammenhang herstellen.

MEINE STUDENTENZEIT

Mit Beginn meines Studiums und dem Umzug in eine andere Stadt verschwand Brot fast völlig von meinem Speiseplan. Erstens wollte ich Gewicht verlieren und versuchte es mit der damals populären Forever-Young-Diät, in der nur wenig Brot vorgesehen war. Und zweitens mochte ich es einfach nicht besonders. Ich war auch kein großer Nudelfreund. Insgesamt gab es bei mir vor allem viel Reis und Kartoffeln. Obwohl ich zwar immer recht schlank war, hatte ich doch ein recht ausgeprägtes Mondgesicht und war mit ein paar Kilos zu viel ins Studium gestartet. Ohne viel Zutun verlor ich nun im ersten Jahr zehn Kilogramm, und vor allem mein Gesicht veränderte sich. In den Semesterferien jedoch, die ich üblicherweise zu Hause verbrachte, kehrte bezeichnenderweise mein Mondgesicht zurück, legte ich unnatürlich schnell Gewicht zu und hatte wieder mit Magen-Darm-Beschwerden zu kämpfen. Nach wie vor war mir der Zusammenhang mit dem extrem hohen Getreidekonsum zu Hause nicht klar.

Gleichzeitig stellten sich unnatürliche Müdigkeitszustände ein. Unter Schlafstörungen und Unruhe hatte ich schon immer gelitten, aber nun traten immer wieder Episoden auf, in denen ich in der Vorlesung beim Schreiben einschlief. Zudem gab es immer wieder Tage, an denen ich einfach nicht aus dem Bett aufstehen konnte. Ich schob es auf das stressige Studium. Aufgrund meines stark schwankenden Gewichts machte ich immer wieder Diäten. Bestimmte getreidefreie Ansätze funktionierten sehr gut, und es ging mir insgesamt hervorragend. Während einer Atkins-Diät, bei der ich ab Phase 3 relativ häufig nur aus Gluten bestehende Low-

Carb-Brote aß, hatte ich irgendwann zum Teil so schwere, aber schmerzfreie Durchfälle, dass ich es einmal nicht zur Toilette schaffte. Auch wenn ich mich inzwischen im praktischen Jahr befand und kurz vor dem dritten Staatsexamen stand, stellte ich immer noch keinen Zusammenhang her.

JUNGE MUTTER

Ich beendete mein Studium, lernte meinen Mann kennen und bekam meinen ersten Sohn. Wenngleich eigentlich alles relativ reibungslos verlaufen war, litt ich nach der Geburt unter schwersten Schlafstörungen. Über einen Zeitraum von mehreren Wochen schlief ich pro Nacht zum Teil nur ein bis zwei Stunden, obwohl mein Kind hervorragend schlief. Ich war sehr unruhig und hibbelig und verlor in zwei Wochen über neun Kilogramm Gewicht. Mein Herz raste in meiner Brust, und die Haare fielen mir in Büscheln aus.

Ungeachtet dessen, dass selbst ein Medizinstudent im ersten klinischen Jahr anhand dieser Symptome problemlos und sofort eine Schilddrüsenüberfunktion (Hyperthyreose) hätte diagnostizieren können, übersahen dies alle Ärzte, die ich verzweifelt konsultierte. Alle waren sich einig, dass ich unter einer postpartalen Depression litte und insgesamt zu viel Stress hätte. Die mittlerweile bei meinem Sohn Tristan diagnostizierte Schädelfehlbildung, die schon bald eine große Operation notwendig machen würde, erhärtete diesen Verdacht. Da ich mich aufgrund des extremen Schlafmangels mittlerweile selbst als psychisch nicht mehr richtig zurechnungsfähig empfand, nahm ich die Antidepressiva, die man mir verschrieben hatte. Viel änderte sich nicht, außer dass der Schlaf wieder ein kleines bisschen besser wurde.

Schließlich nahm ich mir in meiner Verzweiflung selbst Blut ab und diagnostizierte eine postpartale Thyreoiditis mit passagerer Hyperthyreose, also eine Schilddrüsenentzündung mit vorübergehend auftretender Schilddrüsenüberfunktion. Fortan therapierte ich mich selbst.

Nachdem es mir wieder halbwegs gut ging, war ich viel zu sehr mit meinem Sohn beschäftigt, um mich um mich selbst zu kümmern. Wie vorher schon erwähnt, stand eine große Operation mit einem längeren Aufenthalt auf der Intensivstation an. Wegen meines eigentlich permanent kranken Kindes und meines damit einhergehenden extremen Schlafmangels hatte ich kaum Zeit, mir über mich Gedanken zu machen. Retrospektiv war ich schon hier zutiefst erschöpft und litt unter Angstzuständen. Ich schob aber alles auf die reale Situation mit meinem Kind. Zu diesem Zeitpunkt begann ich mich intensiv mit dem Thema »Autoimmunerkrankungen und Ernährung« auseinanderzusetzen. Eine getreidefreie und milchfreie Ernährung wirkte Wunder, sodass ich ein wenig durchatmen konnte.

Was mich trieb, nach all dem gleich das nächste Kind in Angriff zu nehmen, weiß ich nicht so genau. Vielleicht wusste ich, dass ich es nach diesen Erlebnissen niemals mehr täte, wenn ich es nicht sofort wagte. So war ich wieder schwanger, als Tristan knapp ein Jahr alt war. In der Schwangerschaft mit Jonas ging es mir blendend. Ich trieb die ganze Schwangerschaft über intensiv Sport und arbeitete bis eine Woche vor der Geburt. Die Gewichtszunahme war gering und die Geburt absolut unkompliziert. Schon wenige Stunden nach der Geburt stand ich mit meinem Kind im Tragetuch in der Küche und kochte Lasagne. Da meine Schwangerschaftsvertretung ausfiel, gab ich schon drei Wochen nach der Entbindung wieder Sportkurse und fing nach acht Wochen wieder ganz zu arbeiten an. Alles, während ich voll stillte.

Eigentlich war klar, dass das nicht gut gehen konnte. Aber ich fühlte mich gut und achtete viel zu wenig auf mich selbst. Unzählige Male hörte ich von meinen Patientinnen: »Wie schaffst du das alles?« und sonnte mich in der Bewunderung.

Nach vier Monaten bekam ich schließlich die Quittung. Ich war psychisch extrem instabil und verlor all meine Kraft. Diese Erschöpfung wurde immer schlimmer, und obgleich ich mich relativ streng an eine Paläo-Ernährung hielt, legte ich unaufhaltsam an Gewicht zu. Als Jonas 14 Monate alt war, ging es mir so schlecht, dass ich oft das Gefühl hatte, nicht weiterleben zu können und zu wollen. Ich litt unter schlimmen Existenzängsten und war häufig nach der Arbeit so erschöpft, dass ich nicht vom Sofa aufstehen konnte, um meinen Kindern etwas zu essen zu machen.

MEINE RETTUNG

Nichtsdestotrotz hatte ich es inzwischen geschafft, eine Fortbildung zum Ernährungsmediziner abzuschließen und mich mit meinem geballten Wissen selbstständig zu machen. Nun wollte ich endlich auch mir selbst helfen. Mithilfe von differenzierten Tests wies ich bei mir eine ausgeprägte Glutensensitivität sowie eine Reaktion auf sämtliche Süßgräser und die meisten Hülsenfrüchte nach. Diese Zahlen halfen mir, komplett darauf zu verzichten.

Gleichzeitig fing ich wieder mit Sport an und füllte meine zum Teil schweren Nährstoffmängel auf. Deutlich früher hatte ich schon begonnen, mich mit natürlichen Schilddrüsenhormonen zu behandeln, und so ging es mir langsam besser.

Nur die 30 Kilogramm zusätzliches Gewicht wollten zunächst nicht schwinden und, um ehrlich zu sein, hatte ich in dieser Hinsicht auch schon resigniert. Ich verschenkte meine alte Kleidung und fand mich damit ab, fortan eben eine etwas molligere Mama zu sein. Warum auch nicht …? Wirklich wohl fühlte ich mich damit aber nie und wirklich gesund schon mal gar nicht. Und dann an einem regnerischen Tag im November kam ich quasi während ich eine meiner Lieblingsserien im TV sah darauf: Wie konnte es sein, dass ich so vielen Menschen helfen konnte, aber mir selbst nicht? Ich fing an, mich wie einen meiner Fälle zu betrachten, und schrieb mir meinen eigenen Behandlungsplan, an den ich mich dann auch ausnahmslos hielt. Der sah unter anderem eine zunächst extrem lektinarme Ernährung mit vorsichtiger Wiedereinführung vor, wie man sie auch im Folgenden in diesem Buch findet.

Nur sechs Monate später waren 27 Kilogramm Körpergewicht verschwunden und ich hatte so viel Muskelmasse wie nie zuvor in meinem Leben. Ich sah 20 Jahre jünger aus und fühlte mich auch so. Meine Ödeme, meine Cellulite, das Mondgesicht und die ständigen Muskel- und Gliederschmerzen gehörten der Vergangenheit an. Ich konnte meine Hormone absetzen und hatte so viel Energie, dass ich manchmal gar nicht wusste, wohin damit. Ich fand für mich heraus, was ich an Nahrungsmitteln vertrage und was nicht. So ist ganz selten ein bisschen Hafer möglich. Reis geht generell gut, Hülsenfrüchte und alle glutenhaltigen Speisen allerdings nie. Glutenfreie Backwaren kann ich ganz selten einmal essen, sie rächen sich jedoch immer. Und Nachtschattengewächse gehen, sofern sie gekocht wurden, für mich sehr gut.

Wie man sieht, ist das eine sehr individuelle Reise, die jeder allein machen muss. Ich möchte mit diesem Buch einen Reiseführer schreiben, der dabei hilft, seine individuellen Bedürfnisse zu ermitteln. Wohin die Reise dann aber genau geht, muss jeder für sich selbst herausfinden. Etwas, was für mich gut funktioniert, kann für jemand anderen sehr schwierig sein.

KAPITEL 3

GESCHICHTE DER EUROPÄISCHEN ERNÄHRUNG

UNSERE HEUTIGEN ESSGEWOHNHEITEN

Lassen Sie uns einmal einen Tag in einem durchschnittlichen deutschen Haushalt betrachten und schauen, welche Lebensmittel hier konsumiert werden und wie wahrscheinlich es ist, dass unser Körper genetisch daran angepasst ist, sie in größerer Menge zu essen.

Nach dem Aufstehen und der Morgentoilette geht es in die Küche …: »Oje, schon wieder viel zu spät dran.« Um schnell etwas in den Magen zu bekommen, das keinerlei Vorbereitungszeit benötigt, wird die Schüssel mit Cornflakes, also mit Frühstücksflocken aus Mais, und Milch gefüllt.

Mais ist das traditionelle Getreide der südamerikanischen Bevölkerung und kam erst mit der Eroberung der Neuen Welt nach Europa, genauso wie andere Gemüsesorten, die in Südamerika beheimatet sind. Damals konnte es sich nicht wirklich durchsetzen. Erst Anfang des 20. Jahrhunderts trat Mais durch das weltberühmte Knusperfrühstück der Brüder Kellogg seinen Siegeszug in der ganzen Welt an, nachdem sie ihren Patienten den ursprünglichen Vollkornmaisbrei nicht schmackhaft machen konnten.

Seitdem man aus Maisstärke ein hochkonzentriertes Zuckerkonzentrat (Maissirup, engl. *high fructose corn syrup*) herstellen kann, findet sich dieses extrem günstige Süßungsmittel bisweilen auch in unseren Nahrungsmitteln und kann erhebliche gesundheitliche Schäden verursachen. Bei uns in Deutschland wird es auf der Zutatenliste ab einem Gehalt von 5 Prozent Fruktose als Glukose-Fruktose-Sirup deklariert oder als Fruktose-Glukose-Sirup, wenn der Anteil an Fruktose überwiegt. Glücklicherweise hat sich dieses Maisprodukt in Europa noch nicht so stark durchgesetzt. Trotzdem sollte man darauf achten, wenn man die Rückseite von Lebensmittelverpackungen studiert.

Der Anteil von Kuhmilch in der Ernährung war vor der Industrialisierung gering, da sich der kleine Bauer meist keine Kuh leisten konnte. Viel häufiger hielt er Schafe und Ziegen. Und wenn er doch eine Kuh besaß, so gehörte sie zu den sogenannten Jersey-Gattungen. Die Holsteiner Buntgescheckte jedoch, die heutzutage hauptsächlich für die Milcherzeugung eingesetzt wird, ist eine Züchtung der letzten beiden Jahrhunderte und hat nur noch wenig mit den ursprünglichen mitteleuropäischen Kühen gemein. Sie ist kälteresistenter und gibt mehr Milch. Deshalb hat sie sich innerhalb kürzester Zeit durchgesetzt. Wir widmen uns später noch der Frage, warum die Kuhrasse so wichtig ist, und merken uns jetzt erst einmal, dass unsere Milch von einer fast neuen Rasse stammt.

Zudem trinken wir pasteurisierte Milch. Durch das Pasteurisieren verändern sich die Proteine in der Milch und werden so zu etwas für unseren Körper völlig Neuem und Fremdem.

Nachdem das Frühstück beendet ist, hasten wir zu unserer Arbeitsstelle. Schon nach wenigen Stunden knurrt uns erneut der Magen. Zum Mittagessen in der Kantine wenden wir uns dem Salatbüfett zu, schließlich achten wir ja auf unsere Gesundheit. Es kommen reichlich Gurken, Tomaten und Paprika auf den Teller, zusammen mit etwas Salat und Joghurtdressing. Dazu gibt es eine kleine Portion Kartoffelgratin.

Wie oben schon erwähnt, kamen Kartoffeln, Paprika und Tomaten erst nach der Entdeckung Amerikas zu uns und sind damit evolutionstechnisch neu für uns. Die meisten von ihnen gehören zu den Nachtschattengewächsen, die, wie wir noch sehen werden, ein paar trickreiche Abwehrmechanismen gegen Fressfeinde mit in die »alte« Welt gebracht haben. Über Milchprodukte haben wir schon gesprochen.

Zum Abendbrot gibt es dann ein Steak vom Mastrind, das wenig artgerecht mit Getreide aufgezogen wurde und reichlich Östrogen erhalten hat, damit es schneller wächst und um so Futterkosten zu sparen. Die Reste dieses Östrogens befinden sich dann auch im Fleisch. Dazu werden wieder Kartoffeln und eine Tomatensauce gereicht.

An diesem Tag stand nicht einmal glutenhaltiges Getreide auf dem Speiseplan.

Oder nehmen wir den Tag eines gestressten, viel beschäftigen Junggesellen: Seine Nahrung kann durchaus einmal aus Croissants, belegten Brötchen und Laugengebäck mit Wurst bestehen. Eine Studie über die Nährstoffversorgung unserer Bevölkerung konnte nur bei einer Personengruppe ernsthafte Mängel feststellen: bei ledigen Männern im mittleren Lebensalter.

Dass Backwaren aus dem Discounter mit einer ellenlangen Zutatenliste nicht mehr viel mit dem Brot gemein haben, das ursprünglich nur aus Mehl, Salz und Wasser gebacken wurde, versteht sich beinahe von allein. Und selbst wenn wir Brot selbst backen, wird es eigentlich immer mit Bäckerhefe statt traditionell mit Sauerteig hergestellt. Dieses Industrieprodukt gibt es jedoch erst seit etwa 50 Jahren.

Wir sehen also, dass unsere heutigen Nahrungsmittel rein gar nichts mit dem zu tun haben, woran unser Körper seit Tausenden von Jahren gewöhnt ist. Und dabei wurde noch außer Acht gelassen, dass es Ackerbau auch erst seit 10 000 Jahren gibt und vorher selbst Getreide rar war.

ERNÄHRUNG DER STEINZEITMENSCHEN

Getreide ist die Grundlage der populären Paläo-Ernährung, von der auch ich eine große Freundin bin, obwohl sie meiner Meinung nach leider oft zu fundamentalistisch ausgelegt wird und individuelle und regionale Unterschiede zu wenig beachtet werden.

Hülsenfrüchtler (Leguminosen) und Getreide waren schon in der Steinzeit ein nicht wegzudenkender Bestandteil der menschlichen Nahrung. Diese neuen Erkenntnisse stammen aus Isotopenanalysen von Fossilienzähnen. Die ersten Untersuchungen wurden allerdings erst 2013 durchgeführt, also einige Jahre nachdem Loren Cordain sein erstes Werk zur Paläo-Ernährung veröffentlicht hatte. Diesen Untersuchungen zufolge ernährte sich bereits unser Vorfahre Australopithecus großenteils von pflanzlicher Nahrung. Man fand die genetischen Muster sowohl diverser Getreidesamen als auch von Linsen und einer Hirseabart.

Das Konzept des fleischessenden Steinzeitmenschen ist also fragwürdig. Dennoch erzielen sehr viele Menschen mit der Paläo-Ernährung eine deutliche Verbesserung ihres Gesundheitszustandes.

Der Grund dafür liegt allerdings – bei richtiger Durchführung – eher in der hohen Qualität der Nahrungsmittel und in dem Verzicht auf zumindest einen Großteil stark lektinhaltiger Nahrungsmittel als darin, uns wie unsere Vorfahren in der Steinzeit zu ernähren. Denn deren Speiseplan sah einerseits meist armselig und wenig abwechslungsreich aus, andererseits gab es damals auch noch keine modernen Obst- und Gemüsezüchtungen. Das macht ein halbwegs plausibles Nachbilden einer »Steinzeiternährung« fast unmöglich. Und den klassischen Holzapfel, eine der einheimischen Urapfelsorten, würde wohl von den meisten als nahezu nicht essbar eingestuft.

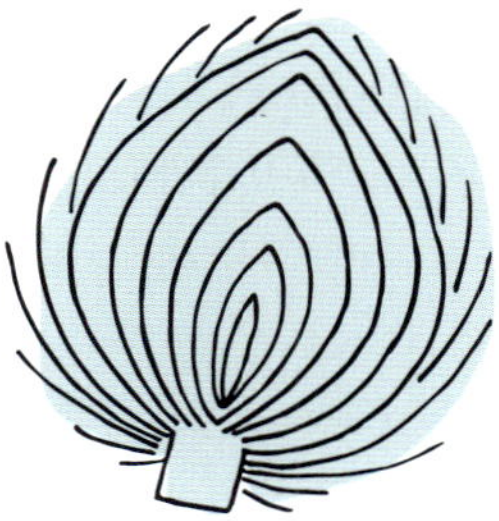

GRUNDNAHRUNGSMITTEL UNSERER VORFAHREN

Wenn also ein großer Teil der Nahrungsmittel, die wir heutzutage im Laufe eines Tages normalerweise zu uns nehmen, für unsere Vorfahren bis vor wenigen Generationen keine Rolle spielte, wovon lebten dann die Mitteleuropäer vor der Einführung der vielen fremden Nahrungsmittel aus Amerika und vor dem Hochzüchten von Bittergurken zu Zucchini, Gurken und Co.? Welche Grundnahrungsmittel standen den armen Bauern zur Verfügung und versorgten den größten Teil der Bevölkerung?

Hier muss man ganz klar differenzieren zwischen der Ernährung des Mittelmeerraumes und der Ernährung der Mittel- und Nordeuropäer. Während im Mittelmeerraum schon sehr früh eine vor allem auf Pflanzen und Obst basierende Ernährung bevorzugt wurde und Weizen schon früh einen wichtigen Ernährungsbaustein bildete, war die Ernährung in Mittel- und Nordeuropa bis vor 1000 Jahren sehr tierproduktlastig.

Möglicherweise war hier Ackerbau aufgrund des Klimas nur schwer möglich, wahrscheinlich war es aber hauptsächlich eine kulturelle Frage. Man lebte vom Wald und allem, was er bot. In den großen mitteleuropäischen Wäldern gab es damals noch Auerochsenherden, Unmengen Wildschweine, Hirsche und Damwild. Die Größe eines Waldstückes wurde im Sprachgebrauch daran gemessen, wie viele Schweine der Wald ernähren konnte: also quasi 80 Schwein Wald.

Man hielt Schafe und Ziegen und stellte aus ihrer Milch allerlei vergorene Milchprodukte her – neben Fleischwaren der zweite wichtige Pfeiler der Ernährung. Da die damaligen Rassen mit dem harten Klima nur schlecht zurechtkamen, wurden in Mittel- und Nordeuropa keine Rinder gehalten. Noch bis vor 200 Jahren waren nämlich harte Winter normal, die mit monatelangen Schneefällen einhergingen.

Man aß vielfach Eicheln, Wildkräuter und ab etwa dem 10. Jahrhundert Esskastanien, die aus Züchtungen hervorgegangen waren und sich in Nord- und Mitteleuropa rasant verbreiteten. An Getreide wurde fast nur Gerste und später Hafer und Hirse verzehrt. Da Gerste kaum geht, backte man hieraus harte Fladenbrote oder kochte eine Art Eintopf mit Gemüse und Pökelfleisch. Vor allem die stärkehaltige Kastanie, die sich bei kalten Temperaturen hervorragend lagern lässt, bot der armen Bevölkerung die Möglichkeit zur Selbstversorgung ohne Ackerbau. Denn die damaligen

Feldfrüchte brachten in schlechten Jahren manchmal gerade einmal das Saatgut für das kommende Jahr ein, und so konnte es sein, dass einem Bauern nach der Abgabe des zehnten Teils an seinen Lehnsherrn nach einem harten Sommer voller Arbeit nicht viel zum Essen übrig blieb. Deshalb war es lebenswichtig, sich zusätzlich mit Vorräten aus der Natur zu versorgen.

Bei den Germanen und Kelten galt ein Mann als besonders männlich, wenn er sich fast nur von tierischen Produkten ernährte und möglichst viel essen konnte. Pflanzliche Nahrung war eher etwas für Hungerzeiten und hatte einen schlechten Ruf. Einige Autoren führen die Tatsache, dass die nordischen Völker deutlich größer waren als die südlicheren Europäer, auf die Unterschiede im Getreidekonsum und eine damit einhergehende Degeneration zurück. Das mag möglich sein, meiner Meinung nach spielen jedoch genetische Unterschiede und eine evolutionäre Auslese eine weitaus größere Rolle als der Getreidekonsum. In einem kälteren Klima ist nämlich eine größere Gesamtmasse im Vergleich zur Körperoberfläche ein deutlicher Vorteil. Dieses Phänomen kann man auch im Tierreich beobachten und schließt mit ziemlicher Sicherheit den Menschen mit ein. Noch heute sind Nordeuropäer deutlich größer als Südeuropäer, und schon in Deutschland gibt es in puncto Durchschnittsgröße ein drastisches Nord-Süd-Gefälle zwischen Schleswig-Holstein und Bayern.

Insgesamt verzehrte man in Nord- und Mitteleuropa sehr wenig stärkehaltige Nahrungsmittel, dafür aber Unmengen Salz. Aus fränkischen Lagerübersichten geht hervor, dass der damalige Verbrauch an Salz pro Kopf und Jahr bei acht Kilogramm lag – zwei mehr als derzeit in Deutschland. Bedenkt man die heutigen Ernährungsempfehlungen, so wundert es, dass die Leute damals nicht reihenweise an Herzinfarkten und Schlaganfällen gestorben sind. Natürlich nehmen wir mit verarbeiteten Lebensmitteln sehr viel Salz zu uns, dennoch ist die Idee einer salzarmen oder salzfreien Ernährung in früheren Epochen Unsinn. Das festzuhalten finde ich wichtig.

Ohne das Nahrungsmittel Salz stirbt der Mensch relativ schnell, sofern er nicht durch tierische Nahrungsmittel ausreichend Natrium aufnehmen kann. Selbst beispielsweise asketisch von der Welt abgeschnitten lebende Menschen müssen Salz zukaufen, wenn sie etwa aus Meerwasser keine Salzvorräte anlegen können.

Mit der von Rom und Konstantinopel ausgehenden Christianisierung setzte sich die in Italien, Spanien und Griechenland typische Lebensweise zunehmend auch in Mittel- und Nordeuropa durch. Der Konsum von Getreideprodukten stieg. Ein Grund dafür war die zunehmende Erosion der Wälder, die damit nicht mehr als Nahrungsgrundlage zur Verfügung standen, ein anderer der Wunsch, die grobschlächtigen Germanen und Kelten zu zivilisieren. Ihre Art zu essen stand vielfach in unmittelbarem Zusammenhang mit ihrem Glauben, die Nahrung beziehungsweise das Schlachten von Tieren sowie das Bluttrinken spielten eine wichtige Rolle bei heidnischen Festen. Daher bestand ein hohes Interesse daran, auch ihre Ernährungsgewohnheiten anzugleichen.

Da der damalige Weizen im kalten nordischen Klima nicht gedieh, wurde er auch weiterhin nur wenig angebaut. Der gemeine Bauer aß Roggen-, Gersten- und Hirsebrot. Weißbrot war den Oberschichten und den Städtern vorbehalten und galt als besonderes Luxusgut. Wer es sich leisten konnte, versuchte, so wenig dunkles Brot wie möglich zu essen, um seinen gesellschaftlichen Status zu unterstreichen.

Diese Umstellung der Ernährungsgewohnheiten war für die Menschen allerdings nicht gut. Um die Jahrtausendwende wurde erstmals eine Reihe schwerster Hungersnöte dokumentiert. Denn nun hing die Ernährung der Bevölkerung ja von den Ernten ab und konnte nicht mehr aus der Natur gedeckt werden. Wie bereits erwähnt, ernteten die Bauern in schlechten Jahren weniger, als sie gesät hatten. Als die Wälder, die in solchen Zeiten sonst die Versorgung gesichert hatten, und vor allem auch die Traditionen und Techniken wegfielen, die mit der Ernährung »aus dem Wald« verbunden war, war Hunger vorprogrammiert.

Die einzige Ausnahme bildete die Kastanie. Da Edelkastanien vielfach in unmittelbarer Nähe zu oder in Städten und Dörfern wuchsen, entwickelten sie sich zunehmend zum Grundnahrungsmittel. Ihre recht ausgewogene Makronährstoffverteilung machte sie mit etwas Pökelfleisch zum idealen Nahrungsmittel. Zudem konnte man sie lagern und zu Mehl verarbeiten. Erst eine schwere Krankheit der Kastanienbäume vor rund 150 Jahren änderte das. Bis dahin herrschte die Esskastanie in den mitteleuropäischen Mischwäldern vor. Heute finden sich hier leider nur noch wenige Edelkastanien, und auch die mit ihnen zubereiteten traditionellen Gerichte sind weitgehend verloren gegangen.

In den Städten wurde Brot und Getreide zum Grundnahrungsmittel. Die reicheren Bevölkerungsschichten aßen Brot, die ärmeren vor allem einen dünnen Haferbrei. Gemüse und Obst gab es wenig bis gar nicht. Mangelernährungen waren an der Tagesordnung. Vor allem Rachitis, eine durch einen Vitamin-D-Mangel begründete Störung des Stoffwechsels, kam häufig vor. Das erstaunt insofern, als dass die Menschen damals auch in den Städten einen großen Teil des Tages draußen am Tageslicht zubrachten und somit eigentlich genügend Vitamin D hätten bilden müssen. Und es legt den Verdacht nahe, dass die bisher kaum an eine lektinlastige Ernährung adaptierte Bevölkerung in Mittel- und Nordeuropa durch diese Ernährung Darmschäden entwickelte, die zu einem Mineralstoffmangel und einem extrem erhöhten Vitamin-D-Verbrauch führten beziehungsweise zu Vitamin-D-Rezeptorstörungen durch eine chronische Entzündung. Eine Studie an völlig gesunden Probanden in der heutigen Zeit konnte zeigen, dass es zu einem deutlichen Abfall von Vitamin D im Blut kam, sobald die Probanden Weizen zu sich nahmen.

Trotz ihrer extrem tierproduktlastigen Ernährung litten die Germanen übrigens nicht vermehrt unter Gicht, Herz-Kreislauf-Erkrankungen, Krebs oder Ähnlichem. Wenn sie sich nicht gegenseitig umbrachten, im Kindbett starben oder von einer Infektionskrankheit dahingerafft wurden, erfreuten sie sich teils einer sehr guten Gesundheit, wie aus Untersuchungen von Knochenfunden auf dem großen Friedhof in Haithabu hervorgeht. Das deckt sich auch mit heutigen Beobachtungen: Obwohl sich der Pro-Kopf-Verbrauch an Butter in den letzten 50 Jahren fast halbiert hat, sind Herz-Kreislauf-Erkrankungen im Vormarsch. Deshalb und dank manch anderer neuer Beobachtung muss die Rolle tierischer Fette für die Entwicklung von Herz-Kreislauf-Erkrankungen neu bewertet werden. Nach unserem aktuellen Wissensstand besteht hier kein ursächlicher Zusammenhang. Lediglich ein winziger Teil der Bevölkerung mit einer bestimmten Variante des Apolipoprotein-E (ApoE)-Gens muss mit gesättigten Fetten tatsächlich aufpassen, weil diese das Risiko für Gefäßsystementzündungen erhöhen. Wenn diese Menschen ihren Stammbaum zurückverfolgen, wird sich wahrscheinlich herausstellen, dass ihre Vorfahren eher nicht in Mittel- und Nordeuropa ansässig waren, sondern weiter südlich.

Wir fassen also zusammen: Getreide und Hülsenfrüchte wurden bereits in der Steinzeit gegessen. Die dazu vorliegenden Daten stammen allerdings aus Afrika und südlichen Gefilden. In Nord- und Mitteleuropa wurde bis vor wenigen Jahrhunderten eine stark tierproduktlastige Ernährung bevorzugt, pflanzliche Nahrung spielte eine untergeordnete Rolle. In Südeuropa gehören Weizen und Weizenbrot hingegen schon sehr lange zu den Grundnahrungsmitteln. Die Nahrungsmittel, die heutzutage überwiegend unseren Speiseplan beherrschen – wie etwa Mais, Nachtschattengewächse und Weizenprodukte –, hatten in der mitteleuropäischen Ernährung keine Bedeutung gespielt.

NACHTSCHATTENGEWÄCHSE

Mit der Entdeckung Amerikas kamen viele neue Lebensmittel nach Europa. Die meisten wurden als Nahrung für den Menschen zunächst kategorisch abgelehnt. Die Geschichte, nach der man die Kartoffelpflanzen wegen ihrer bitteren Früchte ins Feuer warf und der Wohlgeruch der gerösteten Kartoffeln die Leute dazu brachte, sie zu essen, gehört ganz klar ins Reich der Mythen und Sagen. Die neuen Nahrungsmittel hielten anfangs kaum Einzug in die europäische Ernährung. Sie wurden schlicht nicht gebraucht. In früheren Zeiten galt der plattdeutsche Spruch »Watt de Buur nicht kennt, det frett he nicht« (Was der Bauer nicht kennt, das isst er nicht) wohl noch weit mehr als heute. Die Kochkunst und die experimentelle Küche, wie wir sie heute kennen, gab es damals noch nicht. Essen sollte im Wesentlichen einen Zweck erfüllen: Es sollte sättigen. Nur an den Höfen sah das anders aus. Doch auch hier stand man den neuen Nahrungsmitteln skeptisch gegenüber, und man verwendete sie zunächst nicht.

Erst schwere Hungersnöte im 17. und 18. Jahrhundert zwangen die Menschen dazu, die Kartoffeln selbst zu essen, die bisher nur als Viehfutter angebaut wurden. Den meisten bekam das gar nicht gut. Einer dokumentierten Quelle zufolge litten die Rhönbauern, »welchen man sicher keine Verzärtelung vorwerfen kann, unter schwersten Schmerzen und Bauchgrimmen, nachdem sie gezwungen waren, die als Viehfutter gedachte Kartoffel selbst zu verzehren«. Doch wie so oft passte sich der menschliche Körper zügig an. Und nachdem die Esskastanie nach dem großen Kastaniensterben kaum noch zur Verfügung stand, entwickelte sich die Kartoffel schnell zum widerstandsfähigen Grundnahrungsmittel mit hoher Ertragsgarantie.[1]

Auch die anderen Nachtschattengewächse traten nicht sofort ihren Siegeszug an. Sie waren vielfach bitter, unverträglich und wenig akzeptiert. Gerade ihre Hämagglutinine (Eiweißstoffe, die ein Zusammenballen der roten Blutkörperchen im Organismus verursachen) machen sie aber ausgesprochen widerstandsfähig gegen Fressfeinde. Durch Züchtungen wurden sie attraktiver für den menschlichen Konsumenten, und so nahmen sie schließlich

[1] Massimo Montanari: *Der Hunger und der Überfluss. Kulturgeschichte der Ernährung in Europa.* München, C.H. Beck 1993.

ihren Platz in unserer Ernährung ein. Diese Entwicklung vollzog sich allerdings erst in den letzten 300 Jahren, in Deutschland und Nordeuropa eher in den letzten 100 Jahren. Für unseren Körper sind diese Nahrungsmittel nach wie vor etwas Neues. Unser Mikrobiom, also die Gesamtheit aller Mikroorganismen in unserem Körper, beherbergt keine Bakterien, die uns bei der Zerlegung der Lektine helfen, und auch unsere Verdauungsenzyme sind dieser Aufgabe nicht gewachsen. Das lässt sich leicht daran erkennen, dass sehr viele Menschen durch einen übermäßigen Verzehr von rohen Tomaten Hautausschlag und einen wunden Mund bekommen.

Ebenfalls aus der Neuen Welt wurden die Kürbisgewächse und die Bittergurke mitgebracht. Diese waren aufgrund ihrer reichhaltigen Bitterstoffe zunächst fast ungenießbar. Erst Züchtungen brachten die heute vielfältigen Kürbissorten hervor. Auch diese Nahrungsmittel sind für unseren Körper sehr neu und wir sollten bei ihrem Konsum genau beobachten, ob sie für unseren Körper wirklich verträglich sind.

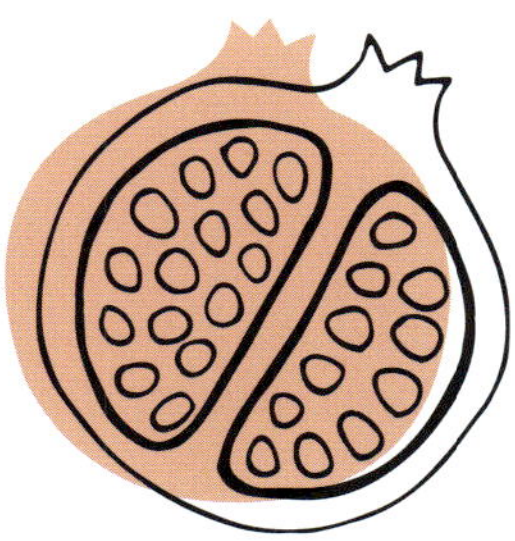

KAPITEL 4

VERARBEITUNGSVERFAHREN FÜR LEKTINHALTIGE NAHRUNGSMITTEL

Der Konsum stark lektinhaltiger Nahrungsmittel ist also, lässt man Milchprodukte einmal außer Acht, in Nord- und Mitteleuropa noch nicht lange verwurzelt. In anderen Teilen der Erde sieht das hingegen anders aus. In Ägypten, im Zweistromland und in den umliegenden Gebieten sowie auch sonst im Orient kennt man Weizen schon seit vielen Jahrtausenden als Grundnahrungsmittel und Hauptfrucht des Ackerbaus. In Südamerika basierte die Ernährung der Mayas und Azteken auf unzähligen Maisarten. Nicht ohne Grund wird das stark hämagglutininhaltige Quinoa als Korn der Inkas bezeichnet. In Peru, Chile und Argentinien bilden die über 6000 bekannten verschiedenen Kartoffelsorten die Grundlage der Ernährung. All diese Völker erfreuten sich bester Gesundheit, entwickelten sich zum Teil zu bedeutenden Hochkulturen und glänzten durch außerordentliche Hirnleistungen. Was war damals anders? Hatten sie einfach eine andere genetische Grundausstattung oder was hat sich so fundamental geändert?

Die meisten Einwände gegen eine lektinarme Ernährung kommen denn auch aus dieser Richtung. Sie lauten etwa:

- Getreide essen die Menschen doch schon ewig!
- Braucht man nicht Milch, um seinen Kalziumbedarf zu decken?
- Die Inkas aßen auch Quinoa.
- Hülsenfrüchte sind eine wichtige Proteinquelle für einen Großteil der Weltbevölkerung.

Wenn es etwas gibt, was wir Menschen leider gar nicht können, ist es der Versuch, unsere Gewohnheiten zu ändern. Und so höre ich auch am häufigsten die Frage, sobald ich meinen Patienten lediglich das Gluten streichen will: »Ja, was soll ich denn dann noch essen?« Brot spielt eine so elementare Rolle in unserer Ernährung, dass es schon mit Nahrung an sich gleichgesetzt wird. Und gerade wir Deutsche sind mit unserer Backtradition und den meisten Brotsorten weltweit ein Volk von Brotessern.

Bedenkt man, dass wir als das Volk der Dichter und Denker gelten, das viele beeindruckende Errungenschaften für die Menschheit hervorgebracht hat, dann passt das nicht so recht mit den Hypothesen einiger populärer Autoren zusammen. Wie konnten wir vor allem in den letzten Jahrhunderten, in denen Brot schon lange das deutsche Grundnahrungsmittel war, so viel Kunst, Poesie und weltbewegende Erfindungen hervorbringen, wo Brot doch angeblich träge und dumm macht? Was hat sich so enorm geändert, dass uns unsere Freude am Brot zum Verhängnis wurde?

GETREIDE

Gluten ist extrem stabil. Es trotzt Hitze und Säure und auch den menschlichen Verdauungsenzymen. Einige Mikroorganismen können es trotzdem knacken und in seine Anteile zerlegen. Das geschieht bei der Fermentation – einem Vorgang der Verdauung und Zerlegung von Stärke und Zucker unter Ausschluss von Sauerstoff. Diese Prozesse erleichtern dem menschlichen Darm die Verdauungsarbeit, machen Giftstoffe unschädlich und teils sonst unverdauliche Nahrungsmittel verträglich. Fermentation ist elementar bei der Herstellung von Wurstwaren, Schinken, Käse, Schokolade und Wein. Schaut man sich diese Nahrungsmittelliste an, dann haben die Geschmacksstoffe, die bei Fermentationen entstehen, für unseren Gaumen scheinbar einen hohen Stellenwert. Wahrscheinlich hat es seine Gründe, dass uns fermentierte Produkte so attraktiv erscheinen. Doch was hat das mit Brot zu tun?

Industrielle Backhefe, wie wir sie heute kennen, wird für fast alle, vor allem aber für weiße Backwaren verwendet. Sie ist ein Produkt der modernen Industrie und Wissenschaft und wird, was auch mich überrascht hat, erst seit rund 70 Jahren eingesetzt. Vorher wurden alle Teige, die gehen sollten, mit verschiedenen Sauerteigen hergestellt.

Je nachdem, bei welchen Temperaturen ein Sauerteig »geführt« wird – so nennt man das Füttern des Sauerteigs alle paar Stunden und seine liebevolle Pflege –, bilden sich mehr oder weniger Essig- und Milchsäurebakterien sowie Hefe, und er wird mehr oder weniger sauer. Macht man einen Fehler, wird die Backware extrem sauer oder geht überhaupt nicht auf. Die Zubereitung von Sauerteig ist sehr zeitaufwendig und mit der Pflege eines Haustieres vergleichbar, das manchmal auch mitten in der Nacht Hunger hat und zum Teil ganz schön bockig sein kann.

Diese Produktionsart ist für die heutige Zeit jedoch zu personalintensiv, zu teuer, zu langwierig und zu instabil. Zudem braucht das Backen mit Sauerteig sehr viel Erfahrung und Wissen, das in den letzten 50 Jahren leider fast vollständig verloren gegangen ist. Einige wenige Bäckereien bieten noch traditionell geführtes Roggensauerteigbrot an, Weizensauerteigbrot findet man jedoch nirgendwo, es sei denn, man stellt es selbst her. Einigen Studien zufolge kann der Glutengehalt durch eine klassische Sauerteigfermentation über 72 Stunden so weit reduziert werden, dass sogar Menschen mit Zöliakie das Brot gefahrlos essen können. Wenn das keine Motivation ist!

Allerdings sollten Versuche mit am besten selbst geführten Sauerteigen erst erfolgen, wenn die eigene Erkrankung wirklich in Remission ist und der Darm vollständig dicht und abgeheilt ist. Ein undichter Darm ruft nämlich fast immer auch Typ-IV-Allergien hervor, also Allergien gegen alle Süßgräser wie Weizen, Roggen, Dinkel und Co. Wer sich nicht die Mühe des Selberbackens machen möchte, sollte sich umhören, ob es in der Umgebung noch Bäcker gibt, die traditionell backen. Und dann müssen Sie noch ein paar Fragen klären. Das Backen mit Natursauerteig allein reicht nämlich leider nicht. Dem Teig darf keine Bäckerhefe zugesetzt werden und er muss mindestens 72 Stunden mit einer Dreifachführung geführt werden. Nur dann wird fast alles Gluten im Fermentationsprozess zerlegt. Kann der Bäcker ihres Vertrauens all diese Fragen mit einem »Ja« beantworten und befinden Sie sich bereits in der Wiedereinführungsphase, so können Sie einen Versuch mit dem Sauerteigbrot wagen. Dabei ist es sehr wichtig, ehrlich zu sich selbst zu sein.

Ich liebe Sauerteigbrot. Ein kleiner Bäcker in meiner Heimatstadt backte einmal in der Woche traditionelle kleine Sauerteigbrötchen. Sie waren extrem beliebt, und deshalb musste man sie vorbestellen. Meine Oma fuhr dann hin und holte eine Tüte dieser Brötchen. Diese frischen, herrlich säuerlich duftenden Roggenbrötchen, nur mit einer Sauerrahmbutter, waren für mich immer ein absolutes Highlight. Auch nach Jahren der glutenfreien Ernährung macht der Duft von Sauerteigbrot mich wehmütig.

Nachdem ich die oben genannten Studien gelesen hatte, wollte ich es auch auf einen Versuch ankommen lassen. In Berlin gibt es ein paar hervorragende Bäckereien, die noch ganz traditionell backen. Voller Genuss biss ich in eine Scheibe und genoss diesen herrlichen Geschmack. Leider erwachte ich schon in der Nacht mit Bauchschmerzen. Statt aber dieses eindeutige Signal meines Körpers zu beachten, unternahm ich noch zwei weitere Versuche, da ich mir so wünschte, Sauerteigbrot essen zu können. Am Ende musste ich mir eingestehen: Meine Sensitivität besteht wohl schon ein Leben lang und wird wohl immer bleiben. Und wenn ich ehrlich zu mir bin, habe ich die Sauerteigbrötchen schon als Kind nicht besonders gut vertragen, sosehr ich ihren Geschmack geliebt habe.

Alle anderen Verfahren, zu denen wir im Folgenden kommen, die sonst bei Lektinen helfen, wie Erhitzen, Säure, Druck oder Ähnliches, sind bei Gluten und seinen direkten Verwandten leider wirkungslos. Auch Sprossen können den Glutengehalt nur minimal reduzieren. Ein Essener Brot aus gesprosstem Getreide ist daher mit Sicherheit nicht glutenfrei.

LEGUMINOSEN/HÜLSENFRÜCHTE

Meine Großeltern unterhielten auf 2000 Quadratmeter Gartenfläche eine kleine Landwirtschaft inklusive Viehhaltung, die ihnen einen fast autarken Lebensstil ermöglichte. Meine Leidenschaft fürs Kochen und für superfrische Lebensmittel habe ich definitiv von meiner Oma. Schon als kleines Kind lernte ich, dass rohe Bohnen giftig sind und ich diese auf keinen Fall einfach so essen darf. Vielmehr wurden sie geerntet, sorgsam in der Sonne getrocknet und dann unter Ausschluss möglichst jeglicher Flüssigkeit gelagert. Sollten Bohnen zubereitet werden, wurden sie zunächst gewässert und das Wasser alle drei bis vier Stunden ausgetauscht. Diesen Prozess wiederholte meine Oma rund fünfmal, bevor die Bohnen dann im Schnellkochtopf gegart wurden.

Inzwischen weiß ich, dass durch das Wässern und das regelmäßige Austauschen des Einweichwassers schon ein großer Teil der enthaltenen Lektine entfernt wird. Im Schnellkochtopf wird durch Hitze und Druck noch einmal ein Teil der Lektine zerstört. Kocht man dann noch etwas Kelp mit – eine Alge, die eine bindende Eigenschaft gegenüber Lektinen hat –, so kann man einen Großteil der Lektine vor dem Verzehr unschädlich machen. Einige Studien ergaben, dass sich der Lektinanteil durch ein vorheriges Sprossen der Hülsenfrüchte noch weiter verringern lässt, andere zeigten das Gegenteil. Beim Sprossen besteht zudem die Gefahr, dass ein zu langer Aufenthalt in feuchtem Milieu zur Bildung von Schimmelpilzen führt. Kein Zubereitungsprozess kann die dabei entstehenden Mykotoxine mehr zerstören, und diese sind definitiv schlecht für die Gesundheit sowohl unseres Darms als auch unseres ganzen Körpers. Daher würde ich vom Sprossen abraten und Bohnen nur wie oben beschrieben zubereiten.

Insgesamt gilt bei Hülsenfrüchten: Je weniger Schale noch dran ist, desto weniger Lektine sind drin. Und einige Hülsenfrüchte sind deutlich giftiger als andere. So vertragen die meisten Menschen beispielsweise geschälte rote Linsen und geschälte Kichererbsen gut, während Kidneybohnen so stabile Hämagglutinine haben, dass ihnen auch mit all den oben genannten Maßnahmen nicht ganz beizukommen ist.

In den Küchen, die traditionell viel mit Bohnen kochen, werden die Endprodukte oft auch noch anfermentiert. Sowohl in der mexikanischen als auch in der japanischen Küche fermentiert man Bohnengerichte nach ihrer Fertigstellung 24 bis

72 Stunden an, in der japanischen Küche stellt man dazu noch Süßspeisen aus der sonst nur schwer verdaulichen Azukibohne her. An den Geruch und den Geschmack von fermentiertem Bohnenmus muss sich ein mitteleuropäischer Gaumen erst einmal gewöhnen. Doch wer für Experimente offen ist, kann es versuchen.

Die vor allem im orientalischen Raum sehr beliebte Fava- oder Saubohne bildet hier eine Ausnahme. Zwar hat sie so wenig Lektine, dass sie von gesunden Menschen sogar ohne Symptome roh gegessen werden kann, bei einem bestimmten, in Mitteleuropa recht seltenen, in Südeuropa aber häufigen Enyzmdefekt kann ihr Genuss jedoch zu einem so schweren Verklumpen der roten Blutkörperchen führen, dass es im schlimmsten Fall zum Tod kommen kann. Wer diese Bohnen essen möchte, sollte also jedoch erst einmal seine Verwandten fragen, ob sie die Bohne vertragen.

QUINOA, AMARANTH UND MAIS

Quinoa und Amaranth sind klassische Beispiele für den schädigenden Verlust traditioneller Zubereitungsarten. Traditionell wird Quinoa nämlich 24 Stunden eingeweicht, dann unter Sauerstoffausschluss fermentiert, noch einmal getrocknet und erst dann verarbeitet. Die Indiovölker machen das bis heute so.

Hierzulande wird Quinoa als extrem gesundes Pseudogetreide mit hohem Anteil an Protein und Omega-3-Fettsäuren vermarktet. Über seine Nachteile ist jedoch wenig bekannt. Schaut man auf die Seite der Deutschen Gesellschaft für Gynäkologie und Geburtshilfe, so wird hier dringend vom Verzehr in der Schwangerschaft abgeraten, da die Lektine darin eventuell die Plazenta passieren und zur Hämolyse (Auflösung der roten Blutkörperchen) beim Fetus führen können. Der gesunde Menschenverstand legt also nahe, dass ein möglicherweise für Schwangere gefährliches Lebensmittel auch für andere Erwachsene mit Vorsicht zu genießen ist.

Doch einige Rohkostvereinigungen veröffentlichen sogar Rezepte mit Quinoa im rohen Zustand. Hier ist der Gehalt an Hämagglutininen dann so hoch, dass es zu schweren Magen-Darm-Beschwerden und Vergiftungserscheinungen kommen kann.

Der oben genannte Verarbeitungsprozess von Quinoa ist natürlich zeitaufwendig und kompliziert. Die Trocknung kann zudem, oft in Ermangelung konstanter Wärme und Sonne, zu Schimmelbildung führen – mit denselben Problemen wie bei den Hülsenfrüchten. Glücklicherweise hält die modere Technik aber Alternativen für uns bereit. Die Lektine im Quinoa reagieren recht empfindlich auf Hitze und Druck. Durch das Einweichen, Abgießen und anschließende Garen im Schnellkochtopf kann ein Großteil der Lektine zerstört werden. Ob Ihr Darm dann damit zurechtkommt, müssen Sie individuell testen.

Amaranth hat weniger aggressive Lektine als Quinoa, kann aber bei Nichtbeachtung der oben genannten Empfehlungen zu ähnlichen Problemen führen, wenn eine Empfindlichkeit gegenüber Lektinen vorliegt.

Ähnlich verhält es sich mit Mais, aus dem traditionell zunächst ein Brei hergestellt wird, der dann 24 bis 48 Stunden fermentiert und erst dann zu Fladen verbacken wird. Durch den Fermentationsprozess werden die Lektine darin unschädlich gemacht. Dabei entsteht ein säuerlicher Geschmack und ein sehr spezieller Geruch, der für westliche Gaumen ungewohnt bis abstoßend ist. Als ich zu Hause meine erste Packung traditionell gefertigter Maistortilla öffnete, rief mein großer Sohn, der eine empfindliche Nase hat: »Mama, was riecht denn hier so eklig?« Wahrscheinlich teilen viele seine Meinung.

Mit der Einführung dieser Getreide in unsere Ernährung fand die Industrie Mittel und Wege, auf diese kostspieligen, zeitintensiven und für den Westler wenig appetitlichen Prozesse zu verzichten. Als Preis dafür trifft die volle Ladung Lektine auf unsere empfindlichen Darmzellen, sobald wir einen Mais-Weizen-Tortilla essen, der mit dem ursprünglichen Produkt der Azteken nicht mehr viel zu tun hat.

Beim Mais kommt leider eine weitere Problematik hinzu: die Veränderung des Erbguts. Ähnlich wie bei Kartoffeln gibt es von Mais unzählige Sorten, die sich in Geschmack und Lektingehalt zum Teil drastisch voneinander unterscheiden. Leider wird bei uns im Handel fast nur eine Sorte Mais angeboten, und die ist oft auch noch genetisch verändert. Der Lektingehalt dieses Hybriden liegt weit über dem von normalem Mais, und seine Lektine sind noch schwerer zu zerstören. Dieses unserem Körper gänzlich fremde Nahrungsmittel kann zum Teil erhebliche Abwehrreaktionen unseres Immunsystems auslösen. Daher sollten Sie eine Wiedereinführung von Mais in Ihre Ernährung lieber ganz weit nach hinten stellen.

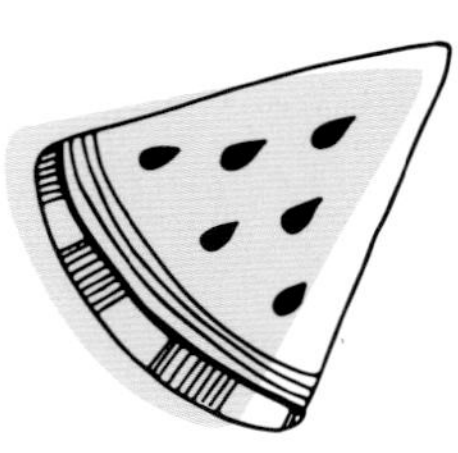

NACHTSCHATTENGEWÄCHSE: CHILI, TOMATE UND CO.

Salsas, Tomatensaucen und Co. wurden ebenfalls traditionell für einen gewissen Zeitraum fermentiert. Das verlieh ihnen ihren charakteristischen Geschmack. In unserer heutigen ungeduldigen und schnelllebigen Zeit versuchen wir diese Geschmacksnoten zu erreichen, indem wir den Saucen Essig oder ein anderes Säuerungsmittel zufügen. Leider hilft dies nicht dabei, die enthaltenen Hämagglutinine zu zerstören.

Dabei ist die eigene Herstellung einer traditionellen Chilisauce gar nicht schwer und das Ergebnis eine wahre Geschmacksexplosion. Das in Chili enthaltende Capsaicin empfiehlt sich generell bei einem geschädigten Darm nicht besonders. Wer seine Autoimmunerkrankung jedoch zum stillen Geschehen im Hintergrund machen konnte, dem sei ein Versuch in dieser Richtung sehr ans Herz gelegt.

Viele berichten darüber, dass auch Tomaten und Kartoffeln für sie wesentlich verträglicher werden, wenn sie im Schnellkochtopf zubereitet werden. Auch dies muss individuell getestet werden.

Menschen, die empfindlich auf Nachtschattengewächse reagieren, sollten auch Kartoffeln und Tomaten im Schnellkochtopf garen, da auch hier ein Großteil der enthaltenen Hämagglutinine unschädlich gemacht wird. Wer weiterhin Probleme hat, aber auf keinen Fall auf Kartoffeln verzichten will, der kann auch Kartoffeln unter Ausschluss von Sauerstoff anfermentieren. Von einigen meiner Patienten habe ich hierzu erstaunliche Erfahrungsberichte gehört.

Da sich die meisten Lektine unter der Schale oder in den Kernen befinden, sollten Nachtschattengewächse möglichst immer vor dem Verzehr geschält und entkernt werden. Mit speziellen hochwertigen Sparschälern ist dies auch bei roher Tomate oder Paprika möglich. Allerdings ist die Empfindlichkeit gegenüber rohen Nachtschattengewächsen insgesamt sehr viel höher. Wenn man eine Nachtschattenart nicht verträgt, heißt dies nicht unbedingt, dass alle Nachtschattenarten nicht vertragen werden. Vor allem Kartoffeln führen eher selten zu Unverträglichkeitsreaktionen.

MILCHPRODUKTE

Wie wir gesehen haben, spielten Milchprodukte in der traditionellen Ernährung der Mittel- und Nordeuropäer eine wichtige Rolle. Natürlich waren das ausschließlich Rohmilchprodukte. Zudem wurde fast nur Ziegen- und Schafsmilch verbraucht, die sich, wie wir noch sehen werden, in ihrer Proteinstruktur stark von der Standardkuhmilch unterscheiden, aus der heutzutage das meiste hergestellt wird. Da unvergorene Milch als nicht besonders schmackhaft galt und Vorratshaltung gegen mögliche Hungersnöte unerlässlich war, hatte unvergorene Milch für die Ernährung keine Bedeutung. Stattdessen aß man Rohmilchkäse, Dickmilch und joghurtartige Milchspeisen, wobei Dickmilch wohl am bedeutendsten war.

Dickmilch, also geronnene saure Milch, habe ich das letzte Mal in meiner Kindheit gegessen. Seit den neueren Pasteurisierungsverfahren ist sie fast ganz von unserem Speiseplan verschwunden. Wahrscheinlich haben auch deshalb so viele von uns Probleme mit Milchprodukten – trotz günstigem genetischem Erbe. Durch Pasteurisierung wird die Laktose der Milch nämlich so verändert, dass sie viel schneller ins Blut geht, was erhebliche Blutzuckerspitzen auslösen kann. Das Kasein, also das Protein der Milch, wird in eine viel schwerer verdauliche Form umgewandelt und verursacht größere Schäden am Darm. Und das in der Milch enthaltene Kalzium, das oft als besonders wichtig angepriesen wird, kann durch die Pasteurisierung kaum noch aufgenommen werden. Unterm Strich erhalten wir durch dieses Verfahren ein für unseren Körper völlig neues Produkt, an das wir nicht angepasst sind und das deshalb eine Menge Probleme verursachen kann. Gleichzeitig bekommt das Beta-Casomorphin, auch Caseinomorphin genannt, ein Lektin in bestimmten Kuhmilcharten, viel mehr Einfluss und verursacht mehr Schäden.

Wie können wir also relativ sicher Milch konsumieren? Zunächst einmal sollten wir uns darüber klar werden, woher wir epigenetisch stammen. Kleine Hinweise kann die Blutgruppe geben: Blutgruppe 0 findet sich deutlich häufiger in der nordischen Bevölkerung, die Blutgruppen A, B und AB kommen eher in südeuropäischen und südöstlichen Bevölkerungsgruppen vor. Hieraus folgt, dass zwar die Annahme falsch ist, Blutgruppe 0 sei die älteste Blutgruppe und deute deshalb auf eine bessere Verträglichkeit von Fleisch und Milchprodukten hin, dass die Schlussfolgerung aber stimmen könnte, sie lasse eine bessere Verträglichkeit vermuten. Wer es genauer wissen will, führt eine Gensequenzierung durch. Damit ermittelt er, woher seine Vorfahren stammen und welches Erbe er mitbringt. Gleichzeitig lässt sich damit auch herausfinden, ob bestimmte Störungen vorliegen, die anfälliger für Störungen in der Leber und bei der Entgiftung machen und somit den Abbau von Lektinstrukturen erschweren.

Es gibt verschiedene Möglichkeiten, Milch verträglicher zu machen, das enthaltene Kasein nahezu vollständig zu zerlegen und die enthaltene Laktose komplett zu verdauen. Um zu prüfen, ob eine vollständige Fermentation stattgefunden hat, hilft ein Blick auf die enthaltenen Kohlenhydrate oder, wenn dies nicht möglich ist, auf eine Liste für die Verträglichkeit bei Laktoseintoleranten. Wurde die Laktose komplett wegfermentiert, so ist aller Wahrscheinlichkeit nach auch ein Großteil des schwierigen Kaseins zerlegt. Und sofern sie natürlich fermentiert wurden, stellen diese Produkte viele Lakto- und Bifidobaktieren bereit, die ihrerseits einen wesentlichen Anteil unserer Darm-Schutztruppen bilden (mehr dazu im nächsten Kapitel). Da Laktofermente in der einen oder anderen Form immer einen wichtigen Anteil in unserer Ernährung gebildet haben, beeinflusst ihre Abwesenheit unsere Gesamtgesundheit negativ. Welche Milchprodukte erfüllen also die gewünschten Kriterien?

HARTKÄSE AUS ROHMILCH

Aus bakteriologischer Sicht kann Hartkäse aus Rohmilch bedenkenlos verzehrt werden, da schädliche Keime während des Herstellungsverfahrens, also beim Erhitzen des Bruches, während des längeren Salzbades und der langen Reifezeit, vollständig abgetötet werden. Gleichzeitig leisten die hilfreichen Bakterien in der Kruste einen guten Beitrag zu einem gesunden Mikrobiom mit hoher Diversität. Herkunftsgeschützte Hartkäsesorten aus Rohmilch haben ein besonderes Aroma und einen spezifischen Geschmack und können damit den Genuss für Käseliebhaber stark erhöhen. Sie enthalten viel Kalzium und Magnesium, die an einer Vielzahl von Stoffwechselprozessen beteiligt sind.

MILCHKEFIR

Bei Milchkefir werden die Laktose und ein Teil des Kaseins durch einen sogenannten SCOBY (Symbiotic Colony of Bacteria and Yeast) fermentiert. Aufgrund seiner Form wird er als Kefirknolle bezeichnet. Nur wenn der Prozess auf diese Art mit lebendigen Knollen stattfindet, erhält man echten Kefir mit all seinen gesundheitlichen Vorzügen. Der Kefir, den man im Kühlregal findet, ist hingegen ein weitgehend totes Industrieprodukt, für den die immer gleichen Bakterienkulturen verwendet werden, um einen stabilen Geschmack zu erzielen. Bei der Herstellung von Milchkefir mithilfe von Kefirknollen divergiert der Geschmack je nach Temperatur und Fermentationslänge. Dazu herrschen immer unterschiedliche Bakterienkulturen vor. Gut gekühlt hält ein selbst gemachter Milchkefir nahezu ewig. Am besten wird Kefir aus Rohmilch hergestellt, die jedoch absolut frisch und aus sehr hygienischen Verhältnissen stammen muss. Wer auf Nummer sicher gehen will, kocht sie ganz kurz auf.

JOGHURT, QUARK UND FRISCHKÄSE

Joghurt wird in seiner ursprünglichen Form ebenfalls mit einem Joghurtpilz hergestellt und enthält verschiedene Laktobazillen, Bifidobakterien und Staphylokokken. Vor allem Letztere kommen in anderen Milchfermenten weniger vor. Traditionell hergestellter Joghurt ist sehr sauer, hält sich dafür aber auch bei weniger kühlen Temperaturen lange. Das erklärt möglicherweise seine Beliebtheit bei den Balkanvölkern. Moderner Joghurt ist ein Industrieprodukt und schmeckt erheblich milder. Er wird nicht mehr mit den klassischen Joghurtkulturen zubereitet und kann nur einen geringen Beitrag für unser Mikrobiom leisten. Leider ist es in Deutschland schwer, an einen traditionellen Joghurtpilz heranzukommen. Deshalb empfiehlt es sich eher, Kefir selbst zu machen.

Wenn beide auch leicht säuerlich schmecken, wurden Quark und Frischkäse als Industrieprodukte nicht fermentiert. Wer mit Kasein weniger gut zurechtkommt, merkt dies oft, da diese Milchprodukte nach ihrem Verzehr wie Steine im Bauch liegen. Menschen mit Autoimmunerkrankungen rate ich von ihrem Verzehr daher grundsätzlich ab. Wenn man bestimmte Produkte ganz gut verträgt, lässt sich für Dressings oder Kräuterdips problemlos Joghurt oder Kefir verwenden.

GEMÜSE

Vor allem im unreifen Zustand enthalten auch viele Gemüse Lektine. In Nordeuropa standen sie wie beschrieben nur wenige Monate frisch zur Verfügung und in südlicheren Gefilden war es schwierig, sie haltbar zu machen. Reifes Gemüse verdirbt bei hohen Temperaturen innerhalb von wenigen Tagen. Als es noch keine Kühlmöglichkeiten gab, war die Fermentation die nahezu einzige Möglichkeit der Haltbarmachung – vor allem die salzige Laktofermentation. Fast jedes Gemüse lässt sich in salziger Lake durch Laktofermentation haltbar machen. Dabei macht man sich die natürlicherweise auf dem Gemüse vorkommenden Bakterien zunutze. Das salzige Milieu sorgt dafür, dass nur bestimmte Bakterien wachsen können. Obwohl wilde Fermente insgesamt eine sehr hohe Diversität aufweisen, vermehren sich in erster Linie die Lakto- und Bifidobakterien. Diese Art der Gemüselagerung war lange Zeit eine der wenigen Möglichkeiten, Gemüse haltbar zu machen, und ein wichtiger Teil unserer Ernährung. Aus diesem Grund sind wir daran angepasst, mit den in Fermenten enthaltenen Bakterien in einer Symbiose zu leben.

In einigen Kulturen weiß man noch, wie wichtig für uns die Aufnahme von Laktofermenten ist. So nehmen die Koreaner ihr Kimchi beispielsweise sogar mit in den Urlaub, und keine koreanische Mahlzeit kommt ohne Fermente aus. Für unseren Gaumen und vor allem für unsere Nase sind diese stinkenden Häufchen von angedautem Gemüse oft befremdlich. Gibt man ihnen jedoch eine Chance, gewöhnt man sich meist schnell an Geruch und Geschmack und möchte es dann nicht mehr missen.

In Deutschland kennt man Laktofermente fast nur noch in Sauerkraut und vielleicht noch in sauren Spreewaldgurken – obwohl diese auch oft nicht mehr herkömmlich produziert werden, sondern in Essiglake eingelegt werden. Pickles mit Essig müssen allerdings eingekocht werden, um wirklich haltbar zu sein, und enthalten keine lebendigen Fermente mehr.

Um einen Teil der in Gemüse enthaltenen Lektine unschädlich zu machen und seinem Darm etwas Gutes zu tun, lohnt es sich, die vergessene Kunst des Fermentierens wieder zu erlernen. Das bietet sich vor allem bei Cherrytomaten und Chilis an, aus denen man dann eine großartige scharfe Sauce herstellen kann. Eine meiner Patientinnen fermentiert sogar Kartoffeln an, bevor sie sie kocht, und verträgt sie dann trotz einer ausgeprägten Nachtschattengewächsunverträglichkeit gut. Entgegen den häufig geäußerten Bedenken sind Laktofermente sehr sicher. Ein absolut misslungenes Ferment lässt sich leicht erkennen. Ein Wachstum von gefährlichen Keimen ist in Gemüselaktofermenten nahezu ausgeschlossen.

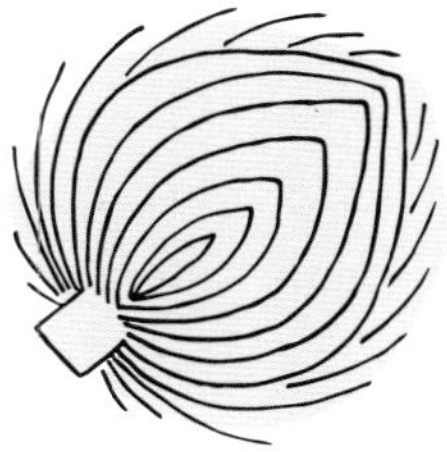

KAPITEL 5

WAS SIND LEKTINE?

Lektine sind komplexe Proteine, die mit Kohlenhydratstrukturen Bindungen eingehen können und so beispielsweise mit Zellwänden und Rezeptoren interagieren. Diese Proteine kommen in den meisten Pflanzen vor und dienen im Wesentlichen dem Schutz der Pflanze beziehungsweise des Keims, indem sie den Pflanzenfresser töten, lähmen oder schädigen oder indem sie seine Fortpflanzungsfunktion einschränken. Beides ist nicht besonders schön für den Fressfeind – in vielen Fällen für uns. Einige Pflanzen, wie die Rizinuspflanze, tun dies so erfolgreich, dass schon Kleinstmengen ausreichen, um einen Menschen zu töten. Gegenmittel sind nicht bekannt. Wir finden Lektine vor allem in Getreide, Pseudogetreiden, Hülsenfrüchten und Nachtschattengewächsen. Gluten zum Beispiel gehört zur Gruppe der Prolamine und ist eines der Lektine von Weizen. In geringem Maße kommen Lektine in nahezu allen Nahrungsmitteln vor, dort sind sie jedoch wesentlich instabiler und können von unseren Verdauungsorganen unschädlich gemacht werden. Deshalb werden sie hier nicht behandelt.

SCHUTZ VOR LEKTINEN

Pflanzliche Lektine sind verschieden giftig und aggressiv, haben aber alle ein Ziel: unseren Darm zu schädigen, in unseren Körper einzudringen und dort möglichst viel Unheil anzurichten. Zum Teil verläuft diese Schädigung langsam und schleichend über einen längeren Zeitraum. Bei einem sehr hohen Lektingehalt reicht schon eine einmalige Dosis, um schwere Vergiftungserscheinungen auszulösen. Das ist beispielsweise bei rohen Kidneybohnen der Fall. Ich habe auch schon bei nicht ganz durchgegarten Bohnen mit Übelkeit und Erbrechen zu tun, da ich gegenüber Hülsenfrüchten sehr empfindlich bin.

Um auch stärker lektinhaltige Pflanzen ungestraft verzehren zu können, hat der Mensch die verschiedensten Methoden entwickelt: So kaut man etwa im Amazonasdschungel bestimmte Wurzeln durch, spuckt sie wieder aus und fermentiert sie dann, um daraus ein alkoholisches Getränk zu machen. Ohne den Kauprozess wäre die Wurzel ungenießbar. Wie es zu dieser Erkenntnis gekommen ist, hat die Zeit leider nicht überliefert, doch das zu wissen wäre sicher spannend. Viele andere Verfahren haben wir schon im letzten Kapitel besprochen. Da die Oberfläche unseres Darms die größte Fläche ist, mit der unser Körper der Außenwelt ausgesetzt ist, und gleichzeitig auch die empfindlichste, versucht unser Darm sich möglichst effektiv vor Angriffen von außen zu schützen. Unser Körper hat verschiedene Schutzbarrieren entwickelt, die dafür sorgen, dass schädliche Stoffe unseren Körper passieren und wieder ausgeschieden werden, ohne Schäden zu hinterlassen.

Nehmen wir als Beispiel eine verschluckte Nadel: Bereits in der Speiseröhre wird sie in die richtige Position gebracht, mit Schleim umhüllt und, wenn alles gut geht, am Ende mit dem Stuhl wieder ausgeschieden, ohne den Darm zu verletzen.

Die Schutzbarrieren unseres Darms kann man sich wie verschiedene Schutzmauern um eine Stadt vorstellen. Erst wenn alle Mauern durchbrochen sind, kann der Feind zur Herrscherfamilie vordringen. Vorher kommen aber bereits Bauern und Bürger zu Schaden, die in den äußeren Verteidigungsringen leben. So ungefähr funktioniert es auch in unserem Körper. Unterstützt werden die Verteidigungsringe von Außentruppen. Diese bemühen sich, schon so viele Feinde wie möglich zu erledigen, bevor sie die Mauern erreichen. Hierzu zählen im Wesentlichen die Magensäure und die Verdauungsenzyme.

MAGENSÄURE

Die wichtigste Aufgabe der Magensäure besteht darin, Proteine zu zerlegen. Fehlt Magensäure, treten deshalb nach einer proteinreichen Mahlzeit ein starkes Völlegefühl im Magen und das Gefühl einer deutlich verlangsamten Verdauung als die häufigsten Symptome auf. Lektine zählen zu den Proteinen und sind damit mögliche Angriffspunkte für die Magensäure.

Tatsächlich ist die Magensäure auch imstande, einige von ihnen unschädlich zu machen. Viele von ihnen sind – wie wir bereits im Kapitel »Geschichte der europäischen Ernährung« gesehen haben – allerdings für unseren Körper so neu, dass er noch keine geeigneten Maßnahmen entwickeln konnte, sie zu zerstören. Das gilt in besonderem Maße für die Lektine in genveränderten Pflanzen. Für andere Lektine wiederum reicht die bloße Menge an Magensäure nicht aus, die wir selbst unter besten Bedingungen produzieren.

Meist sind die Bedingungen aber nicht optimal. Denn gerade die Magensäure produzierenden Zellen unserer Magenschleimhaut sind besonders empfindlich gegenüber den Einflüssen von Lektinen aus Kuhmilch und Weizen und können ihrer Funktion dann nicht mehr ausreichend nachgehen. Im schlimmsten Fall kommt es zu einer Autoimmunerkrankung, bei der der eigene Körper diese Zellen zerstört: zur autoimmunen Pangastritis, einer chronischen Magenschleimhautentzündung. Diese Autoimmunerkrankung verläuft häufig still und tritt besonders oft gemeinsam mit der Hashimoto-Thyreoiditis auf, die zu einer chronischen Entzündung der Schilddrüse führt. Leider kann sie völlig symptomfrei verlaufen, weswegen sie oft nicht erkannt wird.

Außerdem nehmen wir aus einem Missverständnis heraus zu häufig Magensäureblocker ein: Sodbrennen interpretieren wir als ein Zuviel an Magensäure und bekämpfen es mit Magensäureblockern. Doch tatsächlich verursacht ein Zuwenig an Magensäure Sodbrennen. Werden nämlich die Belegzellen – so heißen die Zellen des Magens, die die Säure produzieren – beschädigt, führt das zu weniger Magensäure, wodurch die Cardia, der obere Verschluss unseres Magens zur Speiseröhre hin, nicht mehr sauber schließt. Dieser Verschluss hat einen Sensor, der das Verschließen anregt, sobald der pH-Wert im Magen entsprechend niedrig ist. Ist nicht genug Säure da, wird der Sensor nicht angesprochen und der Magen undicht. Es kommt zu Sodbrennen. Mit »zu viel« Magensäure hat das nichts zu tun.

Wir behandeln Sodbrennen also mit Medikamenten, die dafür sorgen, dass überhaupt keine Magensäure mehr vorhanden ist. Und das oft über einen viel zu langen Zeitraum hinweg. Dadurch kommen größere Mengen nicht nur schädlicher Lektine unbeschadet bis in den Dünndarm, sondern auch Bakterien, die normalerweise einen schnellen Tod im Säurebad des Magens gefunden hätten.

Normalerweise verträgt unser Magen sehr viel Magensäure und einen sehr niedrigen pH-Wert. Für die Speiseröhre ist allerdings jedes bisschen Magensäure zu viel, da ihre Schleimhaut extrem säureempfindlich ist.

Sehr häufig wird zudem bei der Einnahme von Schmerzmitteln noch ein Magensäureblocker zum »Magenschutz« verabreicht. Dann haben wir den *»perfect storm«*, den »perfekten Sturm«, wie man im Englischen sagt. Die Schmerzmittel schädigen die Schleimhaut des Darms erheblich und sorgen auf diese Weise dafür, dass jede Menge Fremdstoffe in unseren Körper eindringen können. Und dank des Magensäureblockers können diese Fremdstoffe auch noch in großer Zahl den jetzt zur reinen Aufbewahrungsstätte degradierten Magen passieren. Von hier aus geht es dann weiter zum nächsten großen Außentruppenanteil, zu den Verdauungsenzymen.

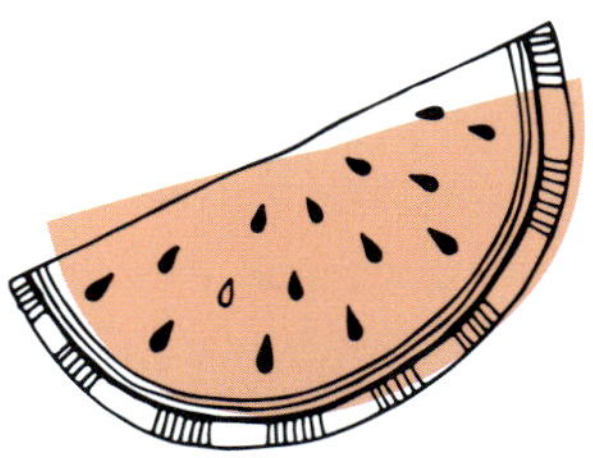

VERDAUUNGSENZYME

Verdauungsenzyme werden von unserer Bauchspeicheldrüse produziert. Sie hat zwei Funktionen: Bekannter ist, dass sie Hormone produziert (im Schwanz der Bauchspeicheldrüse), weniger bekannt, dass sie Verdauungsenzyme herstellt (im Kopf der Bauchspeicheldrüse). Unsere Verdauungsenzyme sind ziemlich gut darin, verschiedene Kohlenhydrate zu zerlegen, und leisten auch bei vielen Proteinen gute Arbeit. Doch auch sie sind nicht auf große Mengen Lektine eingestellt. Einige können sie teilweise zerlegen, anderen gegenüber sind sie völlig wehrlos.

Außerdem hängt die Menge der ausgeschütteten Verdauungsenzyme unter anderem davon ab, wie sauer der Mageninhalt ist, der in den oberen Zwölffingerdarm abgegeben wird. Die Verdauungsenzyme sind nämlich alkalisch (Lauge) und neutralisieren den azidotischen Magensaft (Säure). Wenn aus welchen Gründen auch immer zu wenig Magensäure produziert wird, schüttet unser Körper als Folge auch weniger Verdauungsenzyme aus, und noch mehr ungute Stoffe können ihre Reise durch unseren Darm fortsetzen. Zudem ist unsere Nahrungsverwertung eingeschränkt und es kommt bei bestimmten Nährstoffen schnell zu Mängeln, vor allem bei solchen, die recht stabil an sogenannte Anti-Nährstoffe gebunden sind und von Magensäure und Verdauungsenzymen hätten befreit werden müssen. In der Nahrung sind die Mineralstoffe wie Magnesium oder Chrom nämlich meist an andere Stoffe gebunden, wie zum Beispiel die Phytinsäuren. Erst die Magensäure löst das Magnesium von der Phytinsäure, sodass es hinterher vom Dünndarm resorbiert werden kann. Ist nicht ausreichend Magensäure vorhanden, wird ein großer Teil der aufgenommenen Mineralstoffe unverwertet wieder ausgeschieden. Das ist besonders bei Eisen der Fall. Vor allem Eisen in pflanzlicher Nahrung bindet sich sehr stabil an bestimmte Anti-Nährstoffe und kann deshalb bei einem Mangel an Magensäure und Verdauungsenzymen nur erschwert aufgenommen werden. Darüber hinaus ist der Eisen aufnehmende Abschnitt im Darm nur sehr kurz. Wird er ständig gereizt und ist er aufgrund von Lektinen und einer möglicherweise einhergehenden T-Zell-Antwort dauerhaft entzündet, kann unser Körper fast gar kein Eisen mehr aufnehmen. Chronischer Eisenmangel ohne echte auffindbare Ursache weist damit sehr stark auf solche Prozesse hin. Eine Darmspiegelung mit oberflächlicher Biopsie brächte in einem solchen Fall übrigens kein Ergebnis, da die tiefen Schichten nicht erfasst werden, in denen die Entzündung stattfindet. Weil eine Biopsie, die diese Schichten erfasst, schwere Blutungen verursachen könnte, wird sie nicht durchgeführt. Aus histologischen Untersuchungen nach Darmteilresektionen wissen wir aber, dass sie vorhanden und durchaus klinisch nachweisbar sind. Leider werden Patienten mit den entsprechenden Beschwerden nach einer unauffälligen Darmspiegelung mit der Diagnose »Reizdarm« nach Hause geschickt und eine psychosomatische Ursache angenommen, obwohl sich die körperliche Entzündung mit besseren diagnostischen Mitteln sehr wohl darstellen ließe. Sogenannte Reizdarmsymptome gehen einer Autoimmunerkrankung oft viele Jahre voraus und sind eigentlich der ideale Hinweis auf ein chronisches entzündliches Geschehen. Wird zu diesem Zeitpunkt der Trigger (Auslöser) eliminiert, wie zum Beispiel eine lektinreiche Ernährung, lässt sich die Entwicklung einer klinischen, das heißt ausgebrochenen, Autoimmunerkrankung verhindern. Magensäure und Verdauungsenzyme sind also unsere Außentruppen. Doch woraus bestehen unsere Verteidigungsringe?

DER ERSTE VERTEIDIGUNGSRING: SCHLEIM

Sind unsere Schleimhäute entzündet und wollen einen Feind abwehren, reagieren sie mit Schleimbildung. Am deutlichsten zeigt sich das beim alljährlichen Winterrotz, bei dem unsere Nase die Erkältungserreger mit reichlich Schleim nach außen zu befördern versucht. Ebenfalls eindrucksvoll ist es, wenn wir scharf essen. Scharf ist eigentlich kein Geschmack, sondern eine sensorische Empfindung des fünften Hirnnervs, des Nervus trigeminus (Drillingsnerv, kurz Trigeminus), durch eine Verletzung der Schleimhautzellen. Dann läuft unsere Nase und der Speichelfluss nimmt zu. Und dieser Lektinangriff aus dem Chili beschränkt sich nicht nur auf die Schleimhaut des Mundes. Vielmehr kommt es noch zu Schweißausbrüchen, zu Puls- und Blutdruckerhöhung und zu einem generell unguten Empfinden.

Auch die Schleimhaut des Darms bildet bisweilen enorme Mengen Schleim, um Eindringlinge »wegzuschleimen« und eine Schutzbarriere aufzubauen. Teil dieser Schleimabwehr ist das Beta-Defensin, ein Protein unserer Immunabwehr. Es schützt die Schleimhaut vor Feinden. Bei Menschen mit Autoimmunerkrankungen wird es oft schon aus genetischer Veranlagung in viel geringerer Menge gebildet.

Das wiederum deutet darauf hin, dass ein niedriger Beta-Defensin-Spiegel ein Risikofaktor für die Entwicklung einer Autoimmunerkrankung ist. Nachgewiesen ist dieser Zusammenhang für Morbus Crohn.

SCHLEIMBILDENDE HELFER

Mit verschiedenen schleimbildenden Nahrungsmitteln können wir die natürliche Barriere unseres Körpers unterstützen und den Darm in seinem Heilungsprozess wesentlich unterstützen. Hierzu nutze ich gerne die drei folgenden Substanzen:

Flohsamenschalen

Flohsamenschalen quellen im Darm um ein Vielfaches auf und bilden einen schleimigen Überzug. Gleichzeitig binden sie Giftstoffe und überschüssige Fettsäuren wie zum Beispiel Cholesterin, unglücklicherweise aber auch Medikamente und Mineralstoffe. Deshalb sollten Sie Medikamente nur mit einem möglichst großen Abstand zu ihnen einnehmen und Ihren Mineralstoffhaushalt bei einer dauerhaften Einnahme regelmäßig kontrollieren lassen. Mit Flohsamenschalen erreichen Sie auch eine gute Stuhlkonsistenz, weshalb Sie sie bei einer Neigung zu Verstopfung wählen sollten. Mit ausreichend Flüssigkeit eingenommen, wird aus einem Teelöffel Flohsamenschalen ein schöner zäher Schleim, mit zu wenig Flüssigkeit eine eher klebstoffartige Substanz, die man lieber nicht in seinem Darm haben möchte. Daher ist es wichtig, auf jeden Teelöffel Flohsamenschalen mindestens 300 Milliliter Wasser zu trinken.

Glukomanan

Dieses Mehl der Teufelszungen- oder auch Konjakwurzel hat ähnliche Eigenschaften wie Flohsamen, quillt jedoch noch stärker, weswegen nur sehr kleine Mengen benötigt werden. Für die Einnahme von Medikamenten und den Mineralstoffhaushalt gilt das Gleiche wie für Flohsamenschalen. Aus Konjakwurzelmehl werden mittlerweile diverse Arten von Nudeln hergestellt, die meist im Handel bei den Abnehmprodukten zu finden sind, genau wie das Pulver. Die Nudeln wurden aber zu einer so festen Struktur verarbeitet, dass ihr positiver Effekt für den Darm deutlich geringer ausfällt. Und da sie komplett unverdaulich sind, können sie bei einem Überkonsum Magen-Darm-Beschwerden verursachen.

Okraschoten

Die Okraschote gehört zu den Malvengewächsen und hat, auch wenn sie als ägyptische Bohne bezeichnet wird, mit Bohnen nichts zu tun. Sie ist ein natürlicher »Schleimer« und sehr hilfreich dabei, die Schleimschutzbarriere zu unterstützen. Ihr Geschmack ist für den Mitteleuropäer eventuell etwas gewöhnungsbedürftig, aber mit etwas Übung kann man sie sehr lieb gewinnen.

DER ZWEITE VERTEIDIGUNGSRING: UNSERE FREUNDLICHEN MITBEWOHNER

Die zweite Verteidigungslinie bilden die Bakterien, die als Mitbewohner in unserem Darm leben, unser sogenanntes Mikrobiom. In den letzten Jahren wurde sehr viel über die Rolle dieser Bakterien geschrieben und geforscht. Deshalb wissen die meisten wahrscheinlich, dass diese Mitbewohner keine passive Rolle spielen, sondern sehr aktiv in unseren Stoffwechsel und unser Wohlbefinden eingreifen.

Zum Beispiel: 20 Prozent der Umwandlung von Schilddrüsenhormonen von der Speicherform in die aktive Form findet in unserem Darm statt und kann erheblich gestört werden, wenn die Darmflora gestört wird. 95 Prozent des körpereigenen Serotonins wird im Darm produziert, und auch der größte Teil unseres Immunsystems befindet sich hier und arbeitet direkt mit den Darmbakterien zusammen. Fettleibige Menschen haben ein vollkommen anderes Mikrobiom als dünne, und nach der Zerstörung des Mikrobioms durch Antibiotika kommt es überdurchschnittlich oft zu depressiven Episoden.

Unsere kleinen Mitbewohner tun also bestenfalls alles Mögliche, um uns bei einem fitten und gesunden Leben zu unterstützen. Vorausgesetzt, es sind die richtigen und sie sind in ausreichender Menge vorhanden.

Unter den Aerobiern, also unter den Bakterien, die bei Sauerstoff überleben können, bilden die Enterobakterien, die Laktobazillen und die Bifidobakterien die sogenannte Schutzflora. Sie lassen sich relativ leicht untersuchen und auch von außen zuführen, eben weil sie mit Sauerstoff gut zurechtkommen. Das ist bei ihren Freunden, den Anaerobiern, nicht der Fall. Unter den Anaerobiern spielen in den Reihen der Darm-Schutzpatrouillen vor allem Akkermansia muciniphila und Faecalibacterium prausnitzii eine große Rolle. Dies sind aber nur einige wenige, und die sehr intensive Forschung in diesem Bereich wird wahrscheinlich in den nächsten Jahren noch weitere finden, von denen wir bislang nichts wissen.

Bei Menschen mit Autoimmunerkrankungen, aber auch bei vielen Menschen mit unspezifischer Erschöpfung, Depressionen oder Burn-out fehlen diese schützenden Bakterien häufig. Oft lassen sie sich gar nicht mehr nachweisen. Dann haben Feinde ein erheblich leichteres Spiel: Nachdem der erste Verteidigungsring überwunden ist, liegt ja nur noch ein Verteidigungsring zwischen ihnen und der dünnen und empfindlichen Schicht der Darmzellen. Und dieser letzte Verteidigungsring mag keine Candida-Hefen, die sich leider häufig ansiedeln, wenn die restliche Schutzflora fehlt.

DIE LETZTE BASTION: SEKRETORISCHES IMMUNGLOBULIN A (IGA)

Das sekretorische IgA bildet die letzte Bastion des Darms gegen jede Art von Feinden und schützt vor allem vor Atemwegs- und Magen-Darm-Erkrankungen. Es ist quasi der Barcode-Drucker, der Feinde mit dem Stempel »Eliminieren« versieht. Das ist einerseits gut, da Feinde erkannt und vernichtet werden. Andererseits reagiert es leider auch sehr häufig auf Nahrungsproteine und hier besonders gern auf Lektine. Vor allem wenn vorher schon Kontakt zu echten Feinden wie einigen Durchfallbakterien bestand, kommt es beim sekretorischen IgA zu Verwechslungen und es markiert die Lektine. Dadurch benötigen wir große Mengen von IgA, was uns früher oder später erschöpfen kann. Es kommt im Darm zudem zu einer starken chronischen Entzündung, die ihrerseits zum Dauereinsatz und zur Übermüdung des Immunsystems führt. Damit ist die perfekte Grundlage für die Entwicklung einer Autoimmunerkrankung gelegt. So findet sich bei Menschen mit Autoimmunerkrankungen meist auch ein sehr stark erhöhtes oder gar kein sekretorisches IgA mehr.

Bestimmte Erreger wie Hefepilze unterdrücken die Produktion von sekretorischem IgA, manchmal kann der Körper aber auch einfach nicht mehr. Dann ist die letzte Bastion gebrochen. Die Darmschleimhautzellen sind Eindringlingen schutzlos ausgeliefert. Bei jeder Nahrungsaufnahme kommen sie in Kontakt mit potenziell schädigenden Stoffen wie den Lektinen.

Auch nach einer jahrelangen Überaktivierung, wie beispielsweise bei einer unerkannten Glutensensitivität, kommt es zu einem reaktiven drastischen Abfall der Produktion. Oft lässt sich dann in Tests gar kein sekretorisches IgA mehr nachweisen und es kann Monate dauern, bis sich der Wert normalisiert.

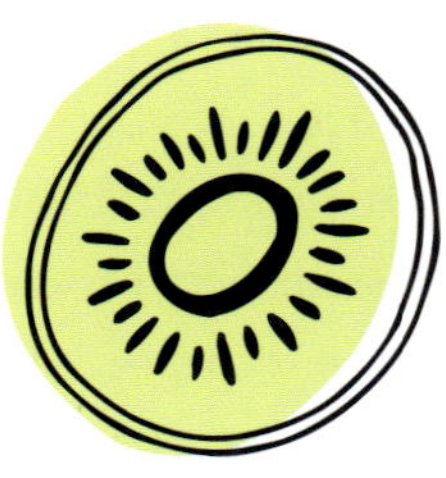

AUSWIRKUNGEN VON LEKTINEN AUF UNSEREN KÖRPER: KLEINES PROTEIN, GROSSE WIRKUNG

Die Verteidigungstruppen und Schutzmauern haben also versagt und das Lektin findet seinen Weg an die Darmzelle. Nun möchte es in unseren Körper. Dafür hat es zwei Möglichkeiten: Es kann für die Produktion des Stoffes Zonulin sorgen, der die Verbindungen blockiert, und auf diese Weise die Kommunikation der Darmzellen untereinander so verwirren, dass sie auseinanderweichen und quasi kleine Korridore freigeben, durch die das Lektin hindurchschlüpfen kann. Oder es nimmt seinen Weg direkt durch die Schleimhautzellen. Einige Lektine gehen dabei subtil vor und geben vor, jemand anderes zu sein, andere – zum Beispiel bestimmte Anteile des Glutens – gebrauchen mehr Gewalt und zerstören häufig die Schleimhautzelle. Die zerstörte Darmzelle wiederum hinterlässt ein Lücke, durch die dann noch mehr Lektine in unseren Körper eindringen können.

Durch diesen Prozess gelangen auch andere Stoffe wie Bakterien, Nahrungsmittelbestandteile oder Giftstoffe in unseren Körper, reizen das Immunsystem oder verursachen schwerwiegendere Schäden. Gleichzeitig verschwinden Stoffe aus unserem Körper, die wir eigentlich gerne behalten möchten: Mineralstoffe, Abwehrstoffe und sogar Blutzellen. Der Darm entzündet sich, seine Nährstoffaufnahme wird beeinträchtigt und die chronische Entzündung kann Müdigkeit und Erschöpfung hervorrufen. Symptome können Durchfall oder Verstopfung sein, aber selbst bei einer der schwersten Formen, der Zöliakie, treten nur in 50 Prozent der Fälle Magen-Darm-Beschwerden auf. Es ist von einer enormen Dunkelziffer auszugehen. Sind die Lektine erst einmal in unserem Körper, beginnt die nächste Angriffswelle: Sie verwirren unser Immun- und Hormonsystem mit der Folge, dass unser Körper körpereigene Zellen anzugreifen und sich selbst zu zerstören beginnt. Und sie docken wie Hormone an bestimmte Zellen an und unterbinden die Nährstoffaufnahme in die Zelle oder regen die Zelle dazu an, für sie schädliche Dinge zu tun. Auch die Zellen der Fortpflanzungsorgane können von dieser hormonellen Mimikry betroffen sein. Das führt zu Störungen in der Steroidhormonsynthese und im schlimmsten Fall zu Unfruchtbarkeit.

Aus Sicht der Pflanze ist das absolut sinnvoll. Ein Fressfeind, der keine Nachkommen mehr produzieren kann, stirbt aus, und die Pflanzen der Folgegeneration haben deutlich weniger zu befürchten.

Viele Lektine ähneln in ihrer Struktur Antibiotika und hemmen die Protein-Biosynthese – und das zum Teil so erfolgreich, dass sie pestizidartige Wirkungen haben und zum Absterben von Schädlingen führen. Aus diesem Grund wurde der Lektinanteil in vielen Kulturpflanzen leider absichtlich hochgezüchtet, um ihre Widerstandskraft gegenüber Schädlingen zu verbessern.

Wo findet man also die gefährlichsten dieser unschönen Proteine? Es wird Zeit, den Feind ein bisschen besser kennenzulernen.

DAS GEFÄHRLICHSTE LEKTIN: GLUTEN IN WEIZEN

Eine Untergruppe von Lektinen in Getreide sind die Prolamine. Gluten – oder Gliadin, wie das Prolamin im Weizen heißt – ist sicherlich das bekannteste von ihnen und für den Menschen immer unverdaulich: Es kann nicht in seine Einzelteile gespalten werden. Kommt es an den Schutzmauern unseres Körpers vorbei, verursacht es Schäden. Immer und bei jedem.

Gliadin ist ein sehr langes Protein mit vielen verschiedenen Anteilen und infolgedessen mit vielen unterschiedlichen Auswirkungen auf den Körper. Es kann sowohl Löcher zwischen die Darmschleimhaut reißen als auch die Zellen der Darmschleimhaut direkt durchdringen. Befindet es sich erst einmal im Körper, ist es zum Beispiel bei Menschen mit einer Hashimoto-Thyreoiditis imstande, die Bildung von Antikörpern anzuregen. Denn es ähnelt in seiner Struktur bestimmten Schilddrüsenenzymen. Wer auf Gluten reagiert, spricht meist auch auf diverse andere Lektine an, da es zu Kreuzreaktionen kommen kann. Das können Typ-IV-Allergien sein oder direktere Reaktionen auf das Gluten selbst, die sich nicht immer durch Tests nachweisen lassen und einfach ausprobiert werden müssen. Mit etwas Glück lassen sich direkt Antikörper auf Gliadin nachweisen. Neuere Untersuchungen gehen davon aus, dass es bei der Nicht-Zöliakie-Nicht-Weizenallergie-Sensitivität nicht nur zu Reaktionen auf Gliadin oder Weizenkeim-Agglutinin (WGA) kommt, sondern auch noch auf andere, weniger bekannte Bestandteile des Weizens. Außerdem hat Gliadin selbst viele unterschiedliche Unterarten. Wir testen jedoch nur auf zwei davon. Die Tests sollten meiner Meinung nach an einer Stuhlprobe durchgeführt werden, da sie hier viel früher positiv werden als im Blut.

Allein durch einen Glutenverzicht tritt leider nur in sehr seltenen Fällen eine Besserung ein, da es so viele Kreuzreaktionen gibt und unser Körper vielfach sogar noch stärker auf andere Lektine reagiert (siehe Milch und Beta-Casomorphin, Seite 40).

Bestimmte externe Enzyme helfen mitunter dabei, Kleinstmengen von Gluten – wie sie oft vorkommen, wenn man auswärts isst – bereits im Magen zu zerlegen. Unsere körpereigenen Enzyme kommen dem Gluten leider nur bedingt bei. Sie zerlegen es zwar in kürzere Abschnitte, doch dadurch wird es zum Teil nur noch gefährlicher. Auch Hitze, Säure, Kälte und Druck können dem Gluten nichts anhaben. Lediglich bestimmte Bakterien sind in der Lage, es in seine Einzelteile zu zerlegen. Und das macht man sich wie beschrieben bei der Fermentation zunutze.

Bei immunologischen Prozessen ist leider ein vollständiger und absolut dauerhafter Verzicht auf Gluten und mögliche Kreuzallergene nötig, da es sonst immer wieder zur »Aufscheuchung« des Immunsystems kommt und es niemals zu einem Abbau der Antikörper kommt. Eine Studie konnte zeigen, dass schon eine Exposition gegenüber Gluten viermal jährlich zu einer dauerhaften Immunreaktion führen kann.

Menschen ohne Autoimmunerkrankung können möglicherweise, falls ihr Darm vollständig dicht und ausgeheilt ist, gelegentlich Gluten (vor allem in älteren Getreiden wie Einkorn) wieder in ihre Ernährung einführen. Menschen mit Autoimmunerkrankungen sollten höchstens versuchen, Natursauerteige einzuführen, jedoch niemals wirklich unbehandeltes Gluten als Ganzes.

WIE VIEL IST ZU VIEL? – EINE FALLSTUDIE

Ein häufiges Konzept von gesunden Ernährungsweisen ist das 80:20-Konzept. Hier wird zu 80 Prozent clean gegessen, aber beispielsweise am Wochenende oder bei Einladungen ausnahmsweise alles gegessen, was serviert wird. Für einen gesunden Menschen ist das auch ein gutes Konzept. Denn durch den Kontakt mit Stoffen, die uns weniger guttun, werden unser Immunsystem und unsere Regenerationsprozesse geschult.

Dieses Konzept heißt Hormesis und findet sich im Prinzip schon in der von Paracelsus formulierten Hypothese »Die Dosis macht das Gift«. Mittlerweile wissen wir zwar, dass das nicht auf alles zutrifft und es bestimmte Stoffe gibt, die schon ab der kleinsten Kleinstmenge giftig sind, aber für vieles gilt tatsächlich: Was uns nicht umbringt, macht uns härter.

Wie sieht es mit Gluten bei Autoimmunerkrankungen aus? Hier wird gerne eine Fallstudie aus Italien zitiert: Eine junge

Frau befand sich wegen ihrer Zöliakie in Behandlung. Obwohl sie schwor, sich hundertprozentig an die Therapiekonzepte ihres Arztes zu halten und keinerlei Gluten zu sich zu nehmen, ging es ihr immer schlechter. Sie litt unter schwersten Durchfällen und Nährstoffmängeln und magerte immer weiter ab. Erst als sie wegen lebensbedrohlichem Untergewicht stationär aufgenommen werden musste, fragte sie der aufnehmende Medizinstudent, was sie denn beruflich mache. Diese Frage war in der Hektik des Alltags bisher nicht gestellt worden. Die junge Frau antwortete, sie sei Nonne ... Dem jungen Kollegen fiel es wie Schuppen von den Augen und er fragte, ob sie denn am Abendmahl teilnehmen würde. »Natürlich«, antwortete die Frau. Auch wenn sie im Alltag ihre Tracht nicht trug, nahm sie ihre Berufung sehr ernst. Einmal wöchentlich nahm sie am Abendmahl teil ... Und einmal wöchentlich aß sie eine glutenhaltige Oblate, die sie fast umgebracht hätte. Diese Fallstudie macht klar, wie relevant bei einem hochaktiven Immunsystem schon Kleinstmengen sein können.

Das 80:20-Prinzip verhindert bei Autoimmunerkrankungen daher oft eine Besserung, obwohl die Betroffenen sich subjektiv stark einschränken. Und weil sie keine Besserung verspüren, geben sie diese Ernährungsform in vielen Fällen wieder auf, in der Annahme, Gluten sei nicht ihr Problem. Aus diesem Grund finde ich es sehr wichtig, in der Startphase des Versuchs, die eigene Autoimmunerkrankung mit Ernährung zu behandeln, für drei bis sechs Monate absolut getreidefrei zu bleiben. Erst dann lässt sich wirklich ermitteln, ob durch den Verzicht auf diese besonders hartnäckigen Lektine eine Verbesserung der Erkrankung eintritt.

WEIZENKEIM-AGGLUTININ (WGA) IN (VOLLKORN-)WEIZEN

Ein anderes Lektin im Weizen oder zumindest im Vollkornweizen ist deutlich weniger bekannt als Gluten, bringt aber ähnlich gefährliche Eigenschaften mit und ist hinsichtlich der Entwicklung von Herz-Kreislauf-Erkrankungen sogar noch gefährlicher: Weizenkeim-Agglutinin – wegen seines englischen Namens *Wheat Germ Agglutinine* meist WGA abgekürzt. Im Gegensatz zu den meisten anderen Lektinen ist WGA ein sehr kleines Protein, das die Darmwand auch durchdringen (penetrieren) kann, ohne dass sie Löcher hat. Es ist fähig, die Wirkung von Insulin zu imitieren, und kann Fetteinlagerungen bewirken sowie Muskelschwäche und neurologische Symptome hervorrufen. Lagert es sich an den inneren Überzug der Arterien (ans Endothel) an, fördert es Entzündungen und Plaquebildung und damit Arteriosklerose. Gerne geht es auch Verbindungen mit den Zuckerknorpeln in unseren Gelenken ein und verursacht so unter Umständen Entzündungen und im schlimmsten Fall sogar Knorpelschäden. WGA gilt auch als mögliche Ursache für unspezifische Gelenk- und Gliederschmerzen wie zum Beispiel bei Fibromyalgie.

Dass sich WGA an andere Gewebe bindet, wird mit der Entwicklung von Autoimmunerkrankungen in Zusammenhang gebracht. Vor allem wer Gewicht verlieren und Muskeln aufbauen möchte, sollte WGA meiden. Seine insulinartige Wirkung führt nämlich dazu, dass Zucker einerseits in großen Mengen in Fettzellen eingeschleust und zu mehr Fett umgebaut wird, andererseits aber gleichzeitig keine Glukose in die Muskelzellen aufgenommen wird. Damit ist keine vernünftige Kraftentwicklung möglich. Die Unmöglichkeit zum Muskelaufbau und auch der Kraftverlust der Skelettmuskulatur finden sich häufig bei Autoimmunerkrankungen. Beides kann seinen Grund im Verzehr von Vollkorngetreide haben.

Interessant ist in diesem Zusammenhang, dass Weizen nie als Vollkorngetreide konsumiert wurde. Schon in der Antike war das erklärte Ziel, Weizenbrot so weiß wie möglich herzustellen. Weißes Brot zu essen war bei den Mittelmeerbewohnern eine Sache des Prestiges. Niemand wäre auf die Idee gekommen, die Spreu zu essen. Erst die Vollkornbewegung im Zweiten Weltkrieg änderte das, als Deutschland viel Geld in Propaganda zugunsten von Vollkorngetreide steckte, um mehr Nahrungsmittel zur Verfügung zu haben. Reste dieser »Gehirnwäsche« wirken bis heute nach. Woher bestimmte Ideen kommen, sollte man sich immer klarmachen, finde ich. Tatsächlich lässt sich nämlich die Behauptung, Vollkorn sei in irgendeiner Weise gesünder, wissenschaftlich nicht halten. Das Mehr an Vitaminen und Mineralstoffen in Vollkorn wird durch einen erheblich höheren Anteil an Anti-Nährstoffen wettgemacht, dank derer sie ohnehin nicht aufgenommen werden können. Da sowohl in Weiß- als auch in Vollkornmehl die pflanzlichen Stärkebestandteile Amylopektin und Amylose enthalten ist, sind die Auswirkungen auf den Blutzucker gleich hoch.

Unglücklicherweise entkommen wir der Vollkornfalle jedoch nicht, indem wir einfach keinen Vollkornweizen essen. Weizenschrot ist nämlich ein wesentliches Futtermittel für Vieh, und so nehmen wir mit dem Verzehr von konventionell hergestelltem Fleisch automatisch auch WGA zu uns – zum Teil sogar in höherer Konzentration, als es beim Konsum des bloßen Getreides der Fall wäre. Denn die Tiere reichern WGA in ihrem Gewebe an. Das ist einer der Gründe, warum von konventionellem Geflügel auf jeden Fall abzuraten ist.

ORZENIN IN REIS

Das Prolamin beziehungsweise Lektin in Reis heißt Orzenin. Es hat deutlich geringere Bindungseigenschaften als Gluten oder WGA, verursacht aber weit häufiger Probleme als vermutet. Es treten oft Kreuzreaktionen zum Gluten sowie Einzelreaktionen auf. Orzenin befindet sich in der Schale von Reis. Das bedeutet: Geschälter Reis enthält kaum noch nachweisbares Orzenin. Aus diesem Grund haben Asiaten wahrscheinlich weniger Probleme mit Autoimmunerkrankungen und Herz-Kreislauf-Erkrankungen als wir in der westlichen Welt. Denn in Asien wird Reis traditionell geschält gegessen und andere Getreide kommen hier kaum auf den Tisch. Ist es nicht pure Ironie, dass wir vermeintlich gesünderen Vollkornreis oder teilgeschälten Reis essen und damit unserem Darm einen Bärendienst erweisen? Wer also Reis wieder in seine Ernährung einführt, sollte zum Beispiel zu Basmati oder anderen geschälten Reissorten greifen. Um allerdings Blutzuckerspitzen zu vermeiden, ist es ratsam, von Reis wie von allen anderen Stärkelieferanten nur kleine Mengen auf einmal und immer zusammen mit Fett zu verzehren.

Ich würde zuerst geschälten Reis versuchsweise wieder in die Ernährung einführen, nachdem eine ausgiebige Heilungsphase erfolgreich war. Denn dadurch kann man wieder wesentlich leichter auswärts essen gehen und außerdem gibt es kaum ein Essen mit so seelentröstender Wirkung wie eine Schüssel Milchreis, auch wenn dieser mit Kokosmilch zubereitet wurde.

AVENIN IN HAFER

Avenin, das Prolamin in Hafer, unterscheidet sich in der Zusammensetzung von dem der Lektine in den übrigen Getreidearten. Sein Glutamingehalt entspricht dem von Weizen, Roggen und Gerste, der Prolingehalt dagegen ähnelt dem von

Mais, Reis und Hirse, ist also relativ gering. An sich ist Hafer glutenfrei. Im herkömmlichen Sortiment sind Haferprodukte jedoch stark mit Weizen und Gerste verunreinigt, sodass sie für Zöliakie-Betroffene nicht geeignet sind. Der im Handel für das Zehnfache des Preises angebotene »glutenfreie« Hafer wird nur nicht in Pressen gepresst, in denen bereits Weizen verarbeitet wurde, und nicht auf Feldern angebaut, auf denen schon einmal Weizen angebaut wurde. Da fast immer das ganze Korn des Hafers verarbeitet wird, nehmen wir mit Haferflocken die ganze Ladung Avenin zu uns, was uns unsere Darmschleimhaut und in der Folge auch der ganze Körper übel nehmen kann.

Ich selbst vertrage Hafer nicht gut. Ungefähr einmal pro Woche kann ich ihn essen, wenn es häufiger ist, merke ich deutlich, wie mein Darm sich entzündet. Daher meide ich Hafer möglichst ganz und esse höchstens einmal Kleinstmengen in Form von Schmelzflocken.

Andere haben wenig Probleme und können Hafer regelmäßiger essen. Auch hier gilt es, das individuell auszuprobieren, am besten unter Zuhilfenahme von Tests. Meine Erfahrungen mit meinen Patienten haben gezeigt, dass Hafer bei Lektinunverträglichkeiten in den meisten Fällen mitbetroffen ist.

KAFIRIN IN HIRSE

Das Prolamin der Sorghumhirse, jenes gelben Getreides, das wir vorwiegend als Hirse kennen, ist das Kafirin. Es ist komplett unverdaulich und nahezu unzerstörbar. Glücklicherweise sitzt es in der Spelze, die vollständig entfernt wird, um Hirse genießbar zu machen. Anschließend ist Hirse quasi lektinfrei und gilt als leicht verdaulich. Typ-IV-Reaktionen auf Hirse sind bei Menschen mit Autoimmunerkrankungen eher selten, auch wenn sie vorkommen. Um sie auszuschließen, empfiehlt sich ein Lymphozytentransformationstest.

Klar von Sorghumhirse unterscheiden muss man andere nur entfernt verwandte Hirsearten wie zum Beispiel Teff. Bei dieser Zwerghirseart wird das ganze Korn verarbeitet. Teff enthält sehr viel eines spezifischen Lektins und sollte bei Autoimmunerkrankungen nicht als Getreideersatz genutzt werden. Auch bei der Verarbeitung von Teff erfolgt traditionell ein tagelanger Fermentationsprozess. Hierbei werden wiederum die enthaltenen Lektine deaktiviert. Allerdings muss hierzu ein echt »wilder« Teffansatz erfolgen. In Rezepten findet sich meist eine moderne Variante mit Bäckerhefe. Diese Zubereitung von Teff zu Fladenbrot führt nicht zu einer ausreichenden Deaktivierung der enthaltenen Lektine.

HÄMAGGLUTININE IN HÜLSENFRÜCHTEN

Sowohl das toxische Potenzial von Hämagglutinin als auch seine Hitze- und Säurestabilität sind sehr unterschiedlich ausgeprägt. Das Rizin aus der Rizinusbohne ist zum Bespiel fast unzerstörbar und absolut tödlich. Auch die Kidneybohne verfügt über ziemlich giftige Hämagglutinine, die ausgiebig ausgetrieben werden müssen und schon in kleinen Mengen zu erheblichen Vergiftungssymptomen führen können, falls man rote Kidneybohnen roh isst. Auch die Favabohne enthält ein besonders aggressives Hämagglutinin, das vor allem bei Menschen mit einer genetischen Mutation zu einer starken Funktionseinschränkung von Glutathion führen kann – eines der wichtigsten Entgiftungsstoffe, die unserer Körper produziert. Das Lektin der sicher seltenen Jackbohne wiederum wird gerade auf seine Tauglichkeit als Chemotherapeutikum bei Krebserkrankungen getestet. Deshalb rate ich auch hier vom Verzehr dringend ab.

Kichererbsen und weiße Bohnen hingegen haben, vor allem wenn ihre äußere Schale entfernt wurde, weniger Hämagglutinine. Doch ganz gleich, welche Maßnahmen man bei weißen Bohnen gegen Hämagglutinine ergreift, sie sind nie lektinfrei, sondern können allenfalls lektinarm werden. Rote Linsen werden meist besonders gut vertragen, da sie komplett geschält sind und den wesentlichen Anteil ihrer Lektine schon eingebüßt haben. Es kommt auf den Zustand des Darms und die individuelle Konstitution an, wie man mit dem Verzehr von Hülsenfrüchten klarkommt. Und natürlich auf die Menge. Eine vegane Phase mit täglichen Bohnengerichten führte bei mir zu Darmblutungen ... Das war dann eindeutig.

Besonders problematisch ist die zunehmende Verwendung von Hülsenfrüchte-Mehlen in glutenfreien Backwaren. Da diese nur aus getrockneten Hülsenfrüchte gemahlen werden und in der Backware nicht den nötigen Prozess des Einweichens und Abgießens durchlaufen, werden hier sehr viele Lektine mit aufgenommen. Backwaren mit Lupinenmehl, Kichererbsenmehl und Linsenmehl sollte man daher dringend vermeiden.

Wer ungefähr einmal die Woche einen Salat isst, der auch Hülsenfrüchte enthält, wird vermutlich keine Probleme bekommen. Wer jedoch Hülsenfrüchte als eines der Hauptnahrungsmittel und als nahezu alleinige Proteinquelle betrachtet, ziemlich sicher schon. Um auch als Veganer oder Vegetarier seinen Proteinbedarf bei einer lektinarmen Ernährung abzudecken, kann man für sich lektinfreie antiallergene Proteinpulver aus Erbsenprotein nutzen. Diese sind vegan und führen eigentlich nie zur Entwicklung von Allergien, wie dies bei Beef-Proteinen und Hühnereiproteinen leider oft der Fall ist.

Die individuelle Verträglichkeit kann noch durch Verdauungsenzyme unterstützt werden. Unser Körper produziert wie gesagt selbst gar kein Enzym, das die Struktur der Hämagglutinine sauber zerlegen kann, es lässt sich aber von außen zuführen. Auch hierzu im Praxisteil auf Seite 96 noch ein bisschen mehr.

LEKTINE IN QUINOA UND AMARANTH

Das als Superfood und Wundergetreide der Inkas gehandelte Quinoa ist in der Tat sehr protein- und nährstoffreich. Eine Studie konnte jedoch zeigen, dass die enthaltenen Lektine bei 12 von 15 getesteten Quinoasorten den Darm ebenso schädigen wie Gluten und dass es bei hohen Mengen sogar zu Blutverklebungen kommen kann, weshalb der Konsum von Quinoa in der Schwangerschaft nicht zu empfehlen ist. Traditionell wurde Quinoa, wie in Kapitel 4 beschrieben, niemals einfach nur gekocht und verzehrt. Die Lektine des Quinoas sind glücklicherweise ziemlich druckinstabil und lassen sich gut mit einem Schnellkochtopf verringern. Aber auch hier gilt: Quinoa wird niemals lektinfrei. Man muss die individuelle Verträglichkeit herausfinden und am besten mit Tests überprüfen.

Fast alles, was ich zum Quinoa gesagt habe, gilt auch für Amaranth. Wichtig ist allerdings noch, dass die beliebten gepoppten Varianten von Quinoa und Amaranth keine Verfahren durchlaufen haben, die ihren Lektingehalt vermindern. Daher sollte man sie, wenn man lektinarm leben möchte, meiden.

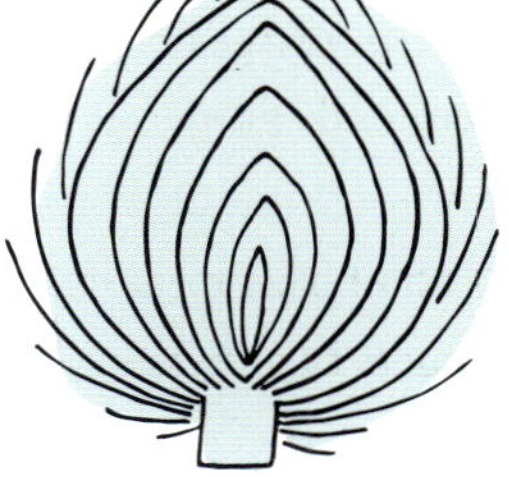

SECALIN IN ROGGEN, HORDEIN IN GERSTE

Secalin, das Lektin von Roggen, und Hordein, das Lektin in Gerste, ähneln in ihrer Struktur dem Gluten so stark, dass unser Körper sie kaum unterscheiden kann. Wer also immunologische Reaktionen auf Gluten hat, sollte diese Getreide ebenso streng meiden wie Gluten. Allerdings lassen sich beide durch Gärungsprozesse sehr stark reduzieren. Das hat man sich von jeher für Brot und auch für Bier zunutze gemacht. Zudem enthalten beide Getreide viel weniger Lektin als Weizen.

Hopfen war übrigens nicht Teil des traditionell von den Germanen gebrauten Bieres und wurde der Rezeptur erst nach der Christianisierung hinzugefügt. Manche meinen, dass das absichtlich geschah, um den Männern des Nordens durch die östrogenartige Wirkung des Hopfens einen Teil ihrer Wildheit zu nehmen. Es lohnt sich also immer, Reinheitsgebote und angeblich Gesundes genauer zu hinterfragen.

LEKTIN IN MAIS

Das Maislektin, das aus welchen Gründen auch immer keinen eigenen Namen bekommen hat, sondern einfach nur Maislektin heißt, ähnelt in seiner Struktur ebenfalls dem Gluten. Das ist ausgesprochen ungünstig, denn in glutenfreien Backwaren wird fast immer Mais mit verbacken. Unter anderem aus diesem Grund verspüren viele Zöliakie-Erkrankte und Menschen mit anderen Autoimmunerkrankungen nur wenig oder gar keine Besserung, wenn sie zu einer glutenfreien Ernährung wechseln. Weil sie lediglich die Weizenprodukte durch hochindustriell verarbeitete glutenfreie Produkte ersetzen, aber ihre sonstige Ernährung nicht verbessern, werden Nährstoffgehalt und Blutzuckerstabilität unter der nun glutenfreien Ernährung sogar noch schlechter, da die hochverarbeiteten Produkte sehr kurzkettige Stärkeverbindungen enthalten, die den Blutzucker hochschnellen lassen und kaum Nährstoffe beinhalten. Wenn der Darm noch sehr kaputt ist, kann es in dieser frühen Phase durch das bloße Weglassen von Gluten wahrscheinlich auch zu keiner Verbesserung kommen. Denn vor allem mit dem Mais, aber auch mit den ganzen anderen glutenfreien Mehlen gelangen immer wieder Trigger in den Körper.

KASEIN IN MILCHPRODUKTEN

Wie bereits erwähnt, spielten Milchprodukte in der nord- und mitteleuropäischen Ernährung über viele Jahrtausende hinweg eine sehr wichtige Rolle. Jeder, der von der Ethnie von dort stammt, hat also durchaus eine evolutionäre Anpassung an Milchprodukte durchlaufen. Die gute Verträglichkeit von Milchprodukten war aus verschiedenen Gründen ein Überlebensvorteil: Zum einen stand sie einfach zur Verfügung. Wer keine Milchprodukte vertrug, musste eher Hunger leiden und konnte eher keine Nachkommen produzieren. Zum anderen führten die langen, dunklen Winter zu einem saisonalen Vitamin-D-Mangel und zu damit einhergehenden Problemen mit der Kalziumaufnahme. Es war also ein großer Vorteil, stark kalziumhaltige Milchprodukte gut zu vertragen.

Diese genetischen Anpassungen lassen sich sehr gut bei Laktoseintoleranz beobachten. Hier gibt es ein eindrucksvolles Nord-Süd-Gefälle: Während in skandinavischen Ländern Laktoseintoleranz nahezu nicht vorkommt, taucht sie in Mittelmeerländern sehr häufig auf. Dabei ist die Laktosetoleranz die Mutation. Denn in der Regel konnten erwachsene Menschen Laktose nicht adäquat spalten. Die Auseinandersetzung mit der eigenen Herkunft könnte sich also lohnen. Da die Sequenzierung des eigenen Genoms inzwischen relativ kostengünstig angeboten wird, ist nun jeder in der Lage, sich mit seinen genetischen Besonderheiten auseinanderzusetzen.

Aus verschiedenen Gründen haben aber auch die Nordeuropäer zunehmend Probleme mit Milchprodukten. Denn vor einigen Hundert Jahren kam es bei der Holsteiner bunt gescheckten Kuh zu einer Mutation des Kaseins. Während Ziegen und Schafe und bis zu diesem Zeitpunkt auch Kühe in ihrer Milch ein Protein namens Alpha-2-Kasein bildeten, das dem humanen Lactalbumin in der menschlichen Milch sehr ähnelt, gaben diese mutierten Kühe plötzlich Milch mit Alpha-1-Kasein. Unglücklicherweise waren diese Kühe deutlich robuster, vor allem gegenüber niedrigen Temperaturen, und gaben zudem noch mehr Milch, sodass sie sich vor allem während der Industrialisierung sehr schnell durchsetzten. Heutzutage findet man fast überall die Holsteiner Buntgescheckte, und ihre »Kuhflecken« sind zum Inbegriff für das Aussehen einer Kuh geworden. Nur in den Alpenregionen leben zum Teil noch andere ältere Rassen, da sie mit dem geringeren Sauerstoffgehalt der Höhenluft besser zurechtkommen.

Wir können das mutierte Kasein nur noch schlecht verdauen, und unser Immunsystem erkennt es als hochgradig fremd. Bei sehr vielen Menschen bildet sich aus diesem Kasein Beta-Casomorphin, das sich in unserem Körper wie ein Lektin verhält: Es passiert die Darmwand und dringt in unseren Körper ein. Hier hat es eine stark insulinogene Wirkung.

Da Milch selbst kaum Zucker zur Verfügung stellt, kann es in der Folge zu Heißhungerattacken und Unterzucker kommen. Und es fördert möglicherweise Entzündungen. Gleichzeitig wirkt dieser Stoff noch auf eine besonders heimtückische Weise: Er kann an den körpereigenen Endorphinrezeptoren andocken und macht damit sowohl glücklich als auch in gewisser Weise abhängig. Dank der hohen strukturellen Ähnlichkeit des Kaseins mit dem Gluten kommt eine Glutensensitivität unter Umständen nicht zur Ruhe, und autoimmune Prozesse werden immer wieder aufs Neue angestoßen.

Diese Probleme werden durch die modernen Methoden der Haltbarmachung verstärkt. Sie machen das Kasein dem Körper gänzlich fremd. Industriell gefertigte Milch enthält zudem sehr viele andere Lektine, die die Kuh aufgrund der Getreidefütterung der Tiere gefressen hat, weist eine proentzündliche Fettsäurenzusammensetzung auf und hat in sehr vielen Fällen einen hohen Anteil an Wachstumshormonen, anderen Hormonen und Medikamenten. Insgesamt gehören konventionell gewonnene Milch und ihre Produkte also zu den Nahrungsmitteln, die man mit einer Autoimmunerkrankung auf jeden Fall meiden sollte.

Anders verhält es sich mit Milchprodukten von Alpha-2-Kühen, von Schafen und Ziegen, vor allem wenn es sich um Produkte aus Rohmilch handelt. Mit der richtigen genetischen Grundlage verträgt man sie unter Umständen gut, und sie können einen guten und schmackhaften Beitrag zur Ernährung leisten. Um eine Keimbelastung muss man sich bei hochwertigem Hartkäse aus Rohmilch übrigens wenig Gedanken machen, da der Fermentationsprozess nahezu alle unguten Keime abtötet und Milch von artgerecht und unter guten Bedingungen gehaltenen und gemolkenen Tieren ohnehin nahezu keimfrei ist, wie dies auch bei frischer Muttermilch der Fall ist.

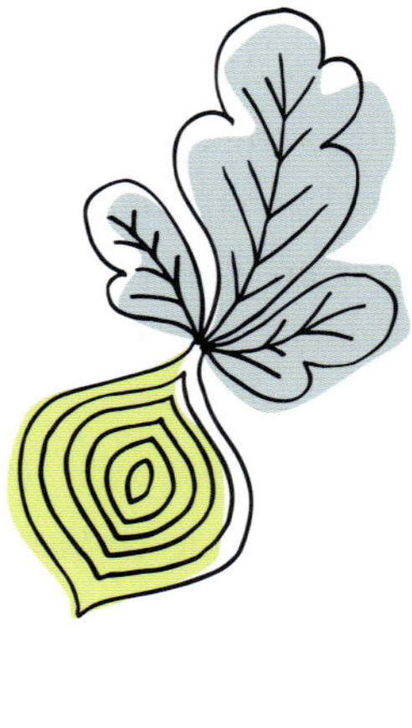

LEKTIN IN EIERN

Normalerweise enthalten Eier keine beziehungsweise nur sehr wenige Lektine. Hühner beziehungsweise Vögel sind quasi die nächsten lebenden Verwandten der großen Raubechsen der Vorzeit und in der Tiefe ihrer Seele keine Vegetarier. Leben sie in freier Wildbahn, picken sie zwar auch ein paar Pflanzensamen und etwas Gras, im Wesentlichen ernähren sie sich jedoch von Käfern, Würmern und anderem Kleingetier. Dann nehmen sie wenig Lektine und ungünstige Fettsäuren zu sich. Mit anderen Worten: Wenn Sie Hühnereier essen wollen, sollten es unbedingt Eier von Hühnern aus artgerechter Freilandhaltung sein. Denn üblicherweise werden diese Hühner auf Wiesen gehalten und ihr »Pickgebiet« wird täglich verschoben, sodass sie die Rasenfläche nicht zerstören und immer reichlich zum Picken haben. Derart gehaltene Hühner sind selten und die Eier teuer, doch wenn man sich etwas umhört, findet sich oft ein kleiner Bauer in der Umgebung, der solche Eier anbietet.

LEKTIN IN OBST

Grundsätzlich ist es von der Natur vorgesehen, dass Obst gegessen wird. Deshalb besitzt es diese aufreizenden Farben, die es aus der Masse von Grün hervorheben, und schmeckt lecker süß. Denn indem mobile Tiere diese Samen in ihren Verdauungstrakt aufnehmen, tragen sie sie weiter und scheiden sie dann gleich noch mit dem nötigen Dünger aus. Also die perfekte Win-win-Situation für Pflanze und Tier.

Wie viel Obst man grundsätzlich gefahrlos konsumieren kann, darüber gehen die Meinungen stark auseinander. Die einen sind der Meinung, im Prinzip könnten wir uns wie einige Affenarten nahezu ausschließlich von Obst ernähren, andere halten den erhöhten Konsum von Fruktose für so ziemlich das Schlimmste, was wir unserer Gesundheit antun können. Ich denke, auch hier kommt es sehr stark auf den genetischen Hintergrund an.

In Nord- und Mitteleuropa fand sicher nur eine sehr geringe Anpassung des Verdauungstraktes und der Genetik an eine fruktosereiche Ernährung statt. Hier gab es ja nur Waldbeeren, die eine sehr kurze

Saison haben und insgesamt sehr fruktosearm sind, und in früheren Zeiten Holzapfel und Felsenbirne – beides im vollreifen Zustand ganz in Ordnung, aber auch nicht sehr ergiebig. In Tropengebieten, in denen das ganze Jahr riesige, extrem nahrhafte und reife tropische Früchte zur Verfügung stehen, haben die Menschen höchstwahrscheinlich eine ganz andere Toleranz gegenüber Fruktose.

Und damit sind wir schon bei einem ganz großen Problem bei Obst. Früchte enthalten ebenfalls Lektine, zum Teil sogar sehr viele. Diese sollen Tiere vom Fressen abhalten, solange sie noch nicht zum Verzehr bereit sind. Vom Verzehr unreifer Äpfel bekommt man Bauchschmerzen, und meine Oma wurde nicht müde, uns Kinder zu ermahnen, die Äpfel erst vom Baum zu pflücken und zu essen, wenn sie wirklich rot und süß waren. Ist Obst verzehrbereit und die Pflanze möchte ihr Genmaterial weitertragen lassen, reduziert sich der Lektingehalt im Obst drastisch. Nun kann es vollkommen problemlos verzehrt werden.

So weit, so gut, wir essen doch keine unreifen Äpfel, oder? Das Problem ist, dass im Zuge der Globalisierung und dem Wunsch nach ständiger Verfügbarkeit nahezu aller Nahrungsmittel Obst sehr häufig unreif geerntet wird und erst während seines oft wochenlangen Transports nach Europa nachreift. Während dieser Nachreifung besteht keine Verbindung mehr zwischen Pflanze und Frucht, wodurch weit weniger Lektin abgebaut wird als üblich. Wir essen die Frucht quasi im unreifen Zustand. Außerdem enthält sie deutlich weniger Nährstoffe. Denn auch die werden erst in größeren Mengen in der Frucht eingelagert, sobald sie verzehrt werden soll, und sollen sie für Transportwirte zusätzlich attraktiv machen.

Auch aus diesem Grund sind regionale und saisonale Produkte besonders empfehlenswert.

Mangos und Ananas waren nie Teil unserer Ernährung und sind deshalb für unseren Verdauungstrakt sehr fremd. Möchte man sie dennoch essen, sollte man nach Möglichkeit fast reif geerntete Exemplare wählen. Sie schmecken auch ganz anders als ihre nachgereiften Verwandten. Allerdings hinterlässt ihr Transport doch einen sehr tiefen ökologischen Fußabdruck. Grundsätzlich finde ich, unser Leben sollte im Einklang mit unserem Planeten und mit unserem Körper so angenehm und lebenswert wie möglich sein. Und wenn man schon ganz auf Industriezucker verzichtet, wozu ich jedem dringend raten würde, möchte man sich vielleicht doch hin und wieder eine reife Mango gönnen. Solange das eine Ausnahme und etwas Besonderes bleibt, sollte man es sich nicht verwehren.

Durch die heutigen Züchtungsverfahren enthält Obst deutlich mehr Zucker als früher und erreicht ungeahnte Größen. Man vergleiche nur einmal eine Walderdbeere mit einer Erdbeere aus dem Supermarkt! Deshalb sollten wir uns auf alte Sorten besinnen. Sie sind meist nicht so süß und besser verträglich, da ihre Lektine nicht so hochgezüchtet wurden, um Schädlinge besser abzuwehren. Gleichzeitig leistet man einen Beitrag zur Artenvielfalt. Durch die moderne Landwirtschaft geht nämlich die riesige Vielfalt unserer heimischen Feldfrüchte zunehmend verloren. Und es ergeben sich Geschmackserlebnisse, die man sonst nicht kennengelernt hätte.

Hierzu ein Beispiel: Auf dem relativ neu erworbenen Grundstück meines Schwagers und seines Bruders steht hinter der Scheune eine Knüppelbirne. Die Früchte sehen nicht aus wie die Birnen, die wir kennen, und sind sehr klein. Sie haben ein sehr großes Kerngehäuse und lassen sich demzufolge schwer essen. Da ich aber nichts verschwenden möchte, haben wir sie trotzdem geerntet.

Mithilfe der flotten Lotte habe ich die eingekochten Früchte vom Gehäuse befreit und aus dem Mus eine Birnenmarmelade gekocht. Sie schmeckte so besonders und intensiv, dass die ganze Familie verrückt nach ihr war und jeder das Rezept haben wollte. Die Marmelade enthält aber nur Birnen und Gelierzucker – nur eben keine gewöhnlichen Birnen. Es kann sich also lohnen, einmal alte Sorten zu probieren.

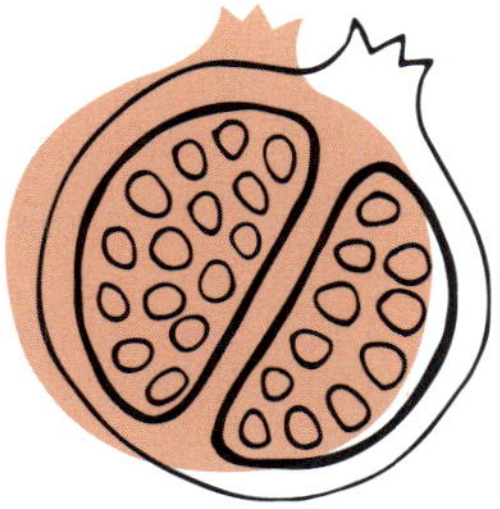

KAPITEL 6

MEINE TOP 5 FÜR UND GEGEN AUTOIMMUNERKRANKUNGEN

Lektine spielen also eine große Rolle in der Entstehung von Autoimmunerkrankungen und eine Änderung der Ernährungsgewohnheiten kann fundamental für eine Wende sein. Doch wer meine persönliche Geschichte gelesen hat, dem ist wahrscheinlich klar, dass immer verschiedene Faktoren eine Rolle spielen. Bei einigen wenigen Betroffenen mag es ausreichen, allein die Ernährung umzustellen oder möglicherweise auch nur das eine oder andere problematische Nahrungsmittel wegzulassen, die meisten haben jedoch so fundamentale Störungen im Stresshormonhaushalt, dass es mehr Veränderungen braucht, um das Gleichgewicht wiederherzustellen. Daher folgen meine fünf besten Gründe, warum Autoimmunerkrankungen so stark zunehmen, und Ideen, wie man daran arbeiten kann.

TOP 1: UNTERBRECHUNG DER NATÜRLICHEN LICHTZYKLEN UND PERMANENTES KÜNSTLICHES LICHT

Noch vor 50 Jahren war Strom sehr teuer und Glühbirnen gaben ein Licht in einer halbwegs harmonischen Lichtfarbe ab, wenn man ihm ausgesetzt war. Licht und Strom kosteten so viel, dass mein Urgroßvater immer zu uns herüberkam, wenn das Licht bei uns zu Hause nachts über einen von ihm gebilligten Zeitraum hinaus brannte, um den Grund dafür zu prüfen. Meine Großeltern, die ja noch recht eng mit der Natur lebten, blieben im Sommer erheblich länger auf als im Winter und verbrachten ihre Zeit dann meist draußen. Im Winter saßen wir in der Küche, wo dann in der Regel nur die eine Glühbirne der Küchenlampe brannte. Zur Nacht hin, wenn wir nur noch zusammensaßen, redeten und sangen, bevorzugte meine Oma Kerzen. Mein Urgroßvater wurde 98 Jahre, mein Großvater 93 und meine Oma ist derzeit in ihrem 93. Lebensjahr. Zufall oder gute Genetik? Wer weiß? Doch es kann bestimmt nicht schaden, sich an diesen langlebigen Menschen ein Beispiel zu nehmen.

Wir sind dafür gemacht, am Tag wach zu sein, und zu schlafen, sobald es dunkel ist. All unsere Systeme funktionieren dann am besten, wenn wir in diesem Rhythmus leben. Der Nucleus suprachiasmaticus, ein Kerngebiet unseres Stammhirns, braucht zur Einstellung dieser Schlaf-wach-Rhythmen UV-Licht, blaues Licht (beides von der Sonne abgegeben) und den optischen Reiz von Gesichtern und Bewegung. Das Infrarotlicht der Abenddämmerung und der goldenen Stunden signalisiert unserem Körper, dass es Abend wird und unsere Systeme langsam, aber sicher auf Schlaf eingestellt werden sollten. Der Cortisolspiegel sinkt, der Melatoninspiegel steigt.

Leider bekommen wir heutzutage kaum noch UV-Licht ab, dafür aber umso mehr blaues Licht (LEDs) – allerdings zur falschen Zeit. Wir bewegen uns viel zu wenig und verwirren unsere Taktgeber mit Unmengen bewegter Bilder und Gesichter am Abend und in der Nacht (Fernsehen). Kein Wunder, dass da all unsere Systeme etwas durcheinandergeraten und immer wieder machen, was sie wollen.

Das zu ändern, fällt den meisten besonders schwer, obwohl es ausgesprochen effektiv ist und wir hier leicht viel ausrichten könnten. Für viele ist Entspannung und Feierabend gleichbedeutend mit einem gemütlichen Fernsehabend auf der Couch. Die Streamingdienste, dank derer wir unsere Lieblingsserie zu jeder Nachtzeit gucken können und die quasi unbegrenzt Nachschub liefern, helfen dabei auch nicht gerade.

Ich trage fast nie eine Sonnenbrille, außer als modisches Schmuckstück in meinem Haar. Schon als junges Mädchen hatte ich nämlich immer das Gefühl, vom Tragen einer Sonnenbrille schlechte Laune zu bekommen. Und dieses Gefühl war kein Spleen, sondern eine Tatsache, wie meine Auseinandersetzung mit der Wirkung von der Einstrahlung bestimmter Lichtfrequenzen auf unsere Netzhaut und den davon ausgelösten Hormonveränderungen zeigt.

Die Ausschüttung von Serotonin, Dopamin und die zirkadiane Ausschüttung des Stresshormons Cortisol hängen im hohen Maß damit zusammen, dass UV-Licht und blaue Lichtfrequenzen auf die Netzhaut fallen. Und hier ist leider zu einem großen Teil UVB-Licht gemeint, das wir auf das gut gemeinte Anraten von Dermatologen aktiv zu vermeiden suchen. Weder eine Tageslichtlampe noch die Substitution, also der Ersatz, von Vitamin D vermögen eine entsprechende Wirkung zu erzielen. Doch wie der ständige Einsatz von Sonnenschutzcremes und Sonnenbrillen sowie die Tatsache, dass wir uns die meiste Zeit in geschlossenen Räumen aufhalten, zu einem starken Mangel an UV-Licht und dem Vollspektrum der Sonne führt, verursacht das Überangebot bestimmter blauer Lichtfrequenzen zu jeder Tages- und Nachtzeit Probleme.

LED-Lampen haben erhebliche Vorteile für unsere Umwelt und unsere Energieprobleme. Sie sind langlebig und enthalten – im Gegensatz zu den Energiesparlampen – kein Quecksilber. Leider fehlt ihnen aber fast vollständig das warme Spektrum von Lichtfrequenzen im gelben und roten Bereich. Und dadurch, dass inzwischen auch alle Bildschirme durch LEDs beleuchtet werden und die meisten von uns den ganzen Tag vor einem Bildschirm arbeiten, sind wir diesen Lichtquellen nahezu permanent ausgesetzt – mit den oben angesprochenen erheblichen Auswirkungen auf unseren Hormonhaushalt.

NEUEINSTELLUNG DES TAGESRHYTHMUS

Möchte man also durch eine lektinarme Ernährung einen möglichst großen Nutzen für den Verlauf einer Autoimmunerkrankung und quasi einen Reset der Stresshormone erreichen, sollte man dringend an einer Neueinstellung seines Tagesrhythmus arbeiten.

Dabei helfen folgende Maßnahmen:

1 Blaues Licht und UV-Licht möglichst 30 Minuten nach dem Erwachen einstrahlen lassen, zumindest wenn die Jahreszeit das möglich macht. In der dunklen und kalten Jahreszeit kann man auf eine Tageslichtlampe und/oder eine UV-Licht-Lampe zurückgreifen, wie man sie im Tierhandel bekommt. Forschungen haben gezeigt, dass es für die hormonellen Auswirkungen wichtig ist, dass das Licht von oben kommt. Daher sollte man eine Tageslichtlampe nicht vor sich hinstellen, sondern irgendwo schräg über sich.

2 Mindestens 30 Minuten am Tag an der frischen Luft Sonnenlicht tanken. Selbst an einem norddeutschen Regentag hat die Sonne noch durch die Wolken hindurch die zehnfache Kraft gegenüber einer OP-Lampe, die von allen normal genutzten Lampen die höchste Strahlkraft hat. Interessanterweise hatte ich in den Zeiten, in denen ich tagelang am Operationstisch stand, viel seltener mit winterlichen Stimmungstiefs zu tun als nach dem Ende meiner gynäkologisch-chirurgischen Zeit. Gleichzeitig hatte ich nach Nächten, in denen ich ständig am OP-Tisch stand, wahnsinnige Probleme, zwischen den Einsätzen zumindest ein bisschen Schlaf zu finden, und drehte mich in meinem Dienstbett ruhelos hin und her. In meiner Kreißsaalzeit dagegen, in der nachts ausschließlich mit sehr stark abgedunkeltem Licht eines warmen Spektrums gearbeitet wurde, außer wenn sich aus einem wichtigen Grund helles Licht gar nicht vermeiden ließ, schlief ich zwischen meinen Wachzeiten meist recht gut. In beiden Einsatzgebieten hatte ich sicher ausreichend Adrenalin im Blut. Im Kreißsaal sogar eher mehr. Damals konnte ich noch keinen Zusammenhang herstellen zwischen der Art des Lichts und meinen Schlafstörungen, heute schon.

3 Blaues Licht nach Sonnenuntergang vermeiden, stattdessen lieber Kerzenlicht nutzen. Ich kann jedem mit deutlichen Schlafstörungen nur empfehlen, einmal für einen festen Zeitraum nach Sonnenuntergang auf jede Form von künstlichem Licht zu verzichten. Selbst wenn das jetzt etwas übertrieben klingen mag, kann es dazu nötig sein, einzelne LEDs am Fernseher oder Kühlschrank abzukleben, da sie ein Streulicht verursachen, das den Lichtverzicht stören kann.

Für mich war es während meines ersten Experiments dieser Art eine extrem eindrucksvolle Erfahrung, zum ersten Mal in meinem Leben wirklich müde zu werden und nach dem Ins-Bett-Gehen quasi sofort einzuschlafen. So etwas kannte ich vorher nicht. Viele meiner Patienten haben ähnliche Erfahrungen gemacht.

Natürlich ist das auf Dauer nicht praktikabel, schließlich müssen wir vielleicht auch nach Sonnenuntergang noch arbeiten und wollen auch nur ungern auf die Lieblingsserie verzichten. In diesem Fall haben sich sogenannte Blaublockerbrillen bewährt, mit denen man ganz normal all seinen Tätigkeiten nachgehen kann. Sie werden in Gelbtönen mit mäßig hoher Blaufilterung oder in Bernsteintönen mit sehr hoher Blaufilterung angeboten. Wer unter Schlafstörungen leidet, dem empfehle ich zumindest für den Anfang eine bernsteinfarbene Brille. Für Bildschirmtätigkeiten kann man das Programm f.lux auf seinem PC installieren. Meiner Erfahrung nach reicht das jedoch leider nicht aus, um eine gute Filterung zu erzielen.

Ist der Tagesrhythmus komplett gestört, weil man schon ganz lange die Nacht vor dem Bildschirm zum Tage gemacht und die Zirbeldrüse trotzig ihre Melatoninproduktion eingestellt hat, so kann ein kompletter Reset hilfreich sein. Unterstützend kann man Melatonin einnehmen, das mittlerweile auch in Deutschland rezeptfrei erhältlich ist. Hier würde ich mit 1 Milligramm beginnen und, wenn der erwünschte Effekt nicht eintritt, vorsichtig auf bis zu 5 Milligramm steigern. Normale Tabletten sollten drei Stunden vor der angestrebten Schlafenszeit genommen werden, sublinguale Aufbereitungen, sogenannte Melts, ermöglichen die Einnahme unmittelbar vor dem Schlafengehen.

4 Bei absoluter Dunkelheit schlafen. In einer Stadt wie Berlin wird es niemals richtig dunkel, und als wir mit unserem Großen das erste Mal in der Natur campten, war er überwältigt davon, wie viele Sterne es am Himmel zu sehen gibt, wenn sie nicht durch Lichtverschmutzung überdeckt werden. Jede Art von künstlicher Lichtquelle stört jedoch unseren Schlaf, selbst die kleine LED-Lampe am Radiowecker. Ich war hier schon immer extrem empfindlich und habe daher zum großen Amüsement meiner Familie schon in meiner Kindheit alle Leuchtdioden an Geräten in meinem Zimmer mit Panzertape abgedeckt.

Um das Schlafzimmer richtig abzudunkeln, montiert man am besten Jalousien an den Fenstern, die den Großteil des Lichtes draußen halten. Sollte das nicht gehen, nimmt man eine Schlafmaske zu Hilfe. Hier lohnt es sich, in ein etwas teureres Modell mit komplett frei verschiebbaren Haltebändern zu investieren. Das ist zwar zunächst ungewohnt, doch wenn man erst einmal daran gewöhnt ist, so macht einen das komplett unabhängig von jeglicher Abdunkelung, zum Beispiel im Hotelzimmer, auf Reisen oder beim Schlafen im Freien.

SCHLAF-RESET

Bei einer Störung des zirkadianen Rhythmus funktioniert es für die meisten Menschen nicht, früher ins Bett zu gehen. Man wälzt sich unruhig im Bett herum, zählt Schäfchen und die Minuten, um dann doch wieder erst um 4 Uhr morgens in den Schlaf zu sinken. Was die meisten Menschen aber sehr gut hinbekommen, ist, vier Stunden länger aufzubleiben.

Wer also seinen Schlafrhythmus wieder auf einen eher mit seinem Leben vereinbaren Rhythmus einstellen möchte, sollte das durch ein Nach-vorne-Verschieben tun, zum Beispiel auf folgende Weise:

- Tag 1:
  24 Stunden wach bleiben und dann von 7:00 Uhr morgens bis 2:00 Uhr nachmittags schlafen.
- Tag 2:
  Um 12:00 Uhr mittags ins Bett gehen, abends um 19:00 Uhr aufstehen.
- Tag 3:
  Um 16:00 Uhr nachmittags schlafen, nachts um 23:00 Uhr aufwachen.
- Tag 4:
  Um 20:00 Uhr schlafen, nachts um 3:00 Uhr aufwachen.
- Tag 5:
  Um 23:00 Uhr schlafen, um 8:00 Uhr aufwachen oder um 0:00 Uhr schlafen und um 9:00 Uhr aufwachen.

Halten Sie diesen Tagesrhythmus dann mindestens drei Wochen bei: Gehen Sie auf keinen Fall später ins Bett und stehen Sie auf gar keinen Fall früher auf.

Damit das Schema funktioniert, müssen Sie vor allem die Aufstehzeiten streng einhalten, auch wenn Sie nicht gut geschlafen haben.

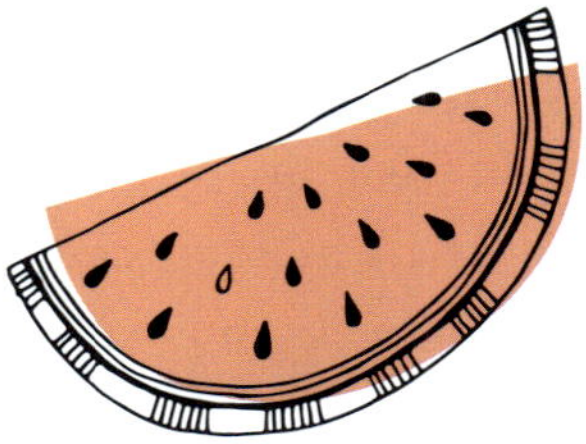

TOP 2: STÖRUNGEN DES MIKROBIOMS ÜBERALL AN UND IN UNSEREM KÖRPER

Wir werden von schier unendlich vielen bakteriellen Mitbewohnern besiedelt, die lange Zeit nur wenig beachtet wurden. Doch das hat sich in den letzten Jahren massiv geändert, und vor allem dem Mikrobiom des Darms wurde sehr viel Aufmerksamkeit geschenkt. Viele Dinge in unserem Leben hängen ja von einem guten Zusammenleben mit unseren Darmbakterien ab, wie es schon in Kapitel 5 gezeigt wurde. Welche Bakterien in welcher Menge unseren Darm besiedeln, hat Einfluss auf unser Essverhalten, unsere Stimmung, unsere Fruchtbarkeit und unsere Libido.

Zu den besonders hilfreichen Bakterien zählen die Bifidobakterien und Laktobazillen. Den meisten Menschen in der westlichen Welt fehlen sie jedoch, weil sie keine natürlichen Laktofermente mehr zu sich nehmen (siehe Kapitel 4).

Für andere liebevolle Mitbewohner ist die richtige und abwechslungsreiche Menge an Ballaststoffen wichtig. Wer in der modernen westlichen Ernährung auf sehr viel Fertigprodukte zurückgreift, dem stehen sie jedoch fast kaum noch zur Verfügung mit der Folge, dass sein Mikrobiom verkümmert.

Darüber hinaus reagieren bestimmte hilfreiche Bakterien – wie beispielsweise der Stamm Akkermansia muciniphila, der mit einer guten Infektabwehr und einem guten Energiestoffwechsel in Zusammenhang gebracht wird – unmittelbar empfindlich auf bestimmte Lektine. So konnte durch eine streng glutenfreie Ernährung ein Anstieg der Akkermansia-Population um 80 Prozent nachgewiesen werden.

Die Aufnahme naturbelassener und unveränderter Nahrung ist also der Grundstein für eine bessere Gesundheit. Nutzt man dabei selbst hergestellte Gemüsefermente, hat man gleich mehrere Vorteile: Dank der Fermentation ist die Kost wesentlich leichter verdaulich – auch für Menschen, die zum Beispiel sonst mit Kohlgemüse Schwierigkeiten haben. Und es werden sowohl positive Bakterien als auch reichlich Präbiotika in Form von Ballaststoffen zugeführt, um diese auch am Leben zu halten.

Wer sich schwer damit tut, ausreichend Gemüse in seine Ernährung zu bringen, kann auf Hilfsmittel wie Akazienfaser-Pulver zurückgreifen. Dieses sehr potente Präbiotikum liefert wertvolle Ballaststoffe und verträgt fast jeder.

TOP 3: XENOHORMONE UND ANDERE HORMONELLE DISRUPTOREN

Für Frauen ist in diesem Zusammenhang sicher die hormonelle Verhütung von großer Bedeutung. Während die Pharmaindustrie uns weismachen will, die Pille seien nur bunte Drops, die wir da unbedarft schlucken, sprechen unabhängige Studien eine andere Sprache: Die Pille kann eine Gewichtszunahme, eine Darmdurchlässigkeit, Ödeme, einen langfristigen Libidoverlust und vieles andere mehr verursachen. Zudem schaden ihre zum Teil sehr toxischen Metaboliten (das sind Zwischenstufen von Stoffwechselvorgängen) der Leber. Mit der richtigen (oder falschen) Prädisposition ist die Pille also der sogenannte perfect storm zur Entwicklung von Autoimmunerkrankungen.

Auch die allgegenwärtigen Weichmacher aus Plastik mit großen Mengen Umwelthormonen oder hormonaktiven Substanzen (Xenohormonen) belasten uns. Bisphenol A (BPA) ist hier nur die Spitze des Eisbergs. Dieser Stoff hat eine hormonähnliche Wirkung und kann bei uns schon in Kleinstmengen zu Diabetes, Schilddrüsenfunktionsstörungen, Fettleibigkeit oder Unfruchtbarkeit führen. Alle Weichmacher haben diese Wirkungen. Nachweisbar sind sie teilweise sogar schon im Nabelschnurblut von Neugeborenen. Kosmetika enthalten ebenfalls Xenohormone für glatte Haut. Silikon darf das Haar glätten und Falten ausbügeln. Hier können schon kleine Veränderungen viel bewirken, wie zum Beispiel wenn Sie Glas- und Edelstahlbehälter verwenden. Wer eine wiederverwendbare Edelstahlflasche und einen wiederverwendbaren Edelstahlkaffeebecher nutzt, tut gleichzeitig auch noch etwas gegen Verpackungsmüll und Umweltverschmutzung.

In Sachen Verhütung kann ich nur jeder Frau raten, sich mit dem Thema »natürliche Familienplanung« auseinanderzusetzen. Leider hat diese Verhütungsmethode durch ihre mangelhafte und schlecht erklärte Anwendung in der Vergangenheit einen schlechten Ruf erlangt – zu Unrecht, wie ich meine. Moderne Möglichkeiten – wie Thermometer, die in einer Silikonhülle verpackt alle 20 Minuten in der Vagina die Körpertemperatur messen, ausgezeichnete Berechnungssoftware und Fertilitätscomputer – sorgen dafür, dass die »symptothermale Methode«, wie sie korrekt heißt, bei richtiger Anwendung genauso sicher ist wie die Einnahme der Antibabypille. Wer die Pille absetzen möchte, sollte seine Leber entsprechend unterstützen, da die künstlichen Hormonverbindungen auch nach dem Absetzen noch für einen langen Zeitraum im Körper verbleiben und von der Leber abgebaut werden müssen. Eine Ernährungsumstellung unter Meidung von Lektinen hilft auch, die körperlichen Belastungen so gering wie möglich zu halten. Zusätzlich kann man noch Sulforaphan oder Brokkoli-Extrakt einnehmen (beziehungsweise verzehrt täglich 50 Gramm Brokkolisprossen) oder man schluckt Mariendistelsamen – beides hilft dem Körper dabei, die schädlichen veränderten Östrogene loszuwerden. In der Anfangsphase, wenn noch keine erneute Ovulation stattgefunden hat, kommt es oft zu einer Follikelpersistenz, also zu einem Ausbleiben des Eisprungs. Dabei kann es zu einem erheblichen Überschuss an Östrogen kommen, ohne dass dem Körper ausgleichende Progesterone zur Verfügung stehen, wie es nach einem Eisprung der Fall wäre. In einem solchen Fall hilft es mitunter, bioidentisches Progesteron von außen zuzuführen, bis wieder alles halbwegs im Lot ist. Dies sollte in Zusammenarbeit mit einem qualifizierten Therapeuten geschehen.

Ein bisschen Vorsicht ist auch bei Phytoöstrogenen geboten. Im Rahmen einer lektinarmen Ernährung mag es sich anbieten, auf Ersatzmehle und Saaten wie Leinsaat und Chiasaat zurückzugreifen. Auch wenn beide gesundheitliche Vorteile haben, so enthalten sie doch einen hohen Anteil an Phytoöstrogenen. Deshalb eignen sie sich für Männer fast gar nicht und für Frauen nur bedingt. Eine Menge von etwa 20 Gramm täglich sollte nicht überschritten werden. Aus diesem Grund finden sich in diesem Buch auch keine entsprechenden Rezepte.

TOP 4: MASSIVE ZUNAHME DES KONSUMS VON OMEGA-6-FETTSÄUREN

Omega-3-Fettsäuren sind die einzigen Stoffe in Lebensmitteln, für deren gesundheitlichen Nutzen auch nach streng wissenschaftlichen Kriterien ein Nachweis erbracht werden konnte. Alle durchgeführten Studien belegen eine Verringerung der Koronarsterblichkeit, der Sterblichkeit aufgrund einer Herzerkrankung. Weder für Obst und Gemüse noch für Vitamin C oder andere, angeblich heilbringende Nahrungsergänzungsmittel konnte bisher solch ein eindeutiger Nachweis erbracht werden. Auch wenn diese Fettsäuren in den letzten Jahren etwas in Verruf geraten sind, weil billige Produkte oft mit Schwermetall belastet sind und eine übermäßige Einnahme im Körper zu vermehrtem oxidativen Stress führen kann, so nutzen sie grundsätzlich schon. Omega-Fettsäuren sind für den Menschen essenziell, das heißt, ohne sie ist ein Überleben nicht möglich. Sie sind wichtiger Bestandteil der Zellmembranen und werden vor allem im Bereich des zentralen Nervensystems und in den Blutgefäßen benötigt. Welche Omega-Fettsäuren verbaut werden, hängt davon ab, welche zur Verfügung stehen.

Die Omega-3-Fettsäure DHA ist besonders günstig für den Aufbau unserer neuronalen Strukturen. Je mehr davon verbaut werden, desto flexibler und aktiver sind unsere Zellmembranen und zugleich die von ihnen geschützten Zellen. Außerdem sind sie der Ausgangsstoff für die Bildung hormonähnlicher Substanzen, der Eicosanoide, die unzählige Reaktionen im Körper steuern, wie beispielsweise die Beteiligung an entzündlichen und entzündungshemmenden Prozessen sowie die Steuerung der Immunabwehr. Auch in der Blutgerinnung und Blutdruckregulation spielen sie eine wichtige Rolle.

Bei Autoimmunerkrankungen vor allem im atopischen Formenkreis wie Asthma bronchiale und Neurodermitis, aber auch bei rheumatischen Erkrankungen zeigten sich deutliche Verbesserungen, wenn die Betroffenen auf Omega-6 Fettsäuren verzichteten und sich eine adäquate Menge an Omega-3-Fettsäuren zuführten. Da unser Körper die hochmehrfach ungesättigten Fettsäuren nicht selbst herstellen kann, müssen wir sie oder zumindest ihre Vorstufen mit der Nahrung aufnehmen. Die Vorläuferstufen sind etwas kürzer und können vom Körper zu den Endprodukten verlängert werden. Dieser Prozess ist allerdings mühsam und bei unserer heutigen Ernährungsweise mit einigen Schwierigkeiten verbunden. Die Endprodukte beider Fettsäurefamilien kommen fast ausschließlich in tierischen Fetten vor. Pflanzliche Produkte stellen lediglich die Vorläuferstufen Linolsäure und Linolensäure bereit. Es gibt zwei Sorten hochungesättigter Fettsäuren: die Omega-3-Fettsäuren und die Omega-6-Fettsäuren. Die Zahl beschreibt die Position, an der die erste ungesättigte Stelle in der Kohlenstoffkette liegt.

Zu den Omega-3-Fettsäuren gehören:

- Alpha-Linolensäure (ALA),
- Docosahexaensäure (DHA) und
- Eicosapentaensäure (EPA).

Zu den Omega-6-Fettsäuren zählen:

- Linolsäure,
- Gamma-Linolensäure,
- Dihomogammalinolensäure und

- Arachidonsäure.

Im Idealfall liegen beide Fettsäurefamilien im Verhältnis 2 : 1 bis 3 : 1 in unserem Körper vor und erledigen ihre Aufgaben im perfekten Wechselspiel. Sie sind direkte Gegenspieler und reagieren sehr empfindlich, wenn sie nicht in gleichem Maße verfügbar sind. Das schlägt sich zum Beispiel in häufigen Infektionen, Rheuma oder anderen chronisch-entzündlichen Prozessen nieder.

Wichtig: Nicht eine Gruppe ist schlechter als die andere, sondern ein Ungleichgewicht zwischen beiden führt zu Problemen.

Unglücklicherweise kommen sich beide Fettsäurefamilien bei der Verlängerung in ihre Endprodukte stark in die Quere, da sie dasselbe Enzymsystem nutzen. Da geht es dann zu wie im Schlussverkauf: Wer wenig oder gar keine Unterstützung hat, geht leer aus. In unserer heutigen Ernährung ist die in Getreide und Pflanzenölen befindliche Linolsäure (Omega 6) stark in der Überzahl, und deshalb sieht es für die Linolensäure (Omega 3) meist schlecht aus. Dieses Ungleichgewicht führt dazu, dass von der aufgenommenen Linolensäure nur etwa 2 bis 5 Prozent zu DHA und 5 bis 10 Prozent zu EPA umgesetzt werden. Eine Studie kam sogar auf eine Umsatzrate von nur 1 Prozent. Und als Folge daraus kann es auch bei einer ausreichenden Versorgung mit Linolensäure (zum Beispiel aus Leinöl) zu einem Mangel an wichtigsten Endstufen kommen. Das sind bei …

- Omega 6 die Arachidonsäure und bei
- Omega 3 DHA und EPA.

WELCHE NAHRUNGSMITTEL ENTHALTEN DIE WICHTIGEN ENDSTUFEN?

Die Abgabe von Omega-3-Fettäuren über die Muttermilch ist eine Besonderheit der menschlichen Spezies, Kuhmilch enthält keine Omega-3-Fettsäuren. Wahrscheinlich wird hier der Tatsache des vergleichsweise großen menschlichen Gehirns Rechnung getragen, das zu seinem Aufbau reichlich Omega-3-Fettsäuren benötigt.

Die Quellen für Omega-3-Fettsäuren in unserer heutigen Ernährung werden leider rar. Für DHA und EPA nennenswert sind eigentlich nur noch fette Kaltwasserfische wie Makrele, Thunfisch, Lachs, Hering oder Sprotte. Der Nachteil: Leider enthalten Fische oft sehr viel Schwermetalle.

Die Grundsubstanz für diese Omega-3-Fettsäuren bilden mikroskopisch kleine grüne Algen, die von Krill und Fischen gefressen werden. Die größeren Fische fressen dann die kleinen Algenfresser, die Robben die großen Fische, die Eisbären die Robben ... Aufgrund der Omega-3-Fettsäuren bleiben alle Arktisbewohner auch bei tiefsten Temperaturen schön geschmeidig und die Menge von DHA und EPA steigt in der Nahrungskette zunehmend an.

Vielleicht fragen Sie sich nun, wie unsere fernen Vorfahren aus Afrika ihren Bedarf an diesen Fettsäuren decken konnten, obwohl sie das Meer vermutlich nicht einmal von Weitem zu sehen bekamen. Nun, solange die vom Mensch verzehrten Tiere noch artgerecht auf saftigen Wiesen weideten und dort reichlich grüne Gräser, Blätter und Saaten fraßen (die in hohem Maß Linolensäure enthalten, also die Vorläuferstufe von DHA und EPA), nahm der Mensch in genau dem angestrebten Verhältnis von 2 : 1 mehrfach ungesättigte Fettsäuren zu sich. Genau wie Fische verlängern diese Tiere nämlich die Fettsäuren in ihrem Organismus zu DHA und EPA und reichern sie in ihrem Fettgewebe an. Heutzutage werden unsere Nutztiere jedoch nahezu ausschließlich mit Getreide und Soja ernährt. Beides enthält sehr viel Omega-6-Fettsäuren, sodass das Fleisch von Tieren aus konventioneller Tierhaltung ein ungesundes Verhältnis der hochungesättigten Fettsäuren von 16 : 1 oder höher aufweist. Zusammen mit den großen Mengen Getreide und gepressten Pflanzenölen wie Sonnenblumenöl, Maiskeimöl oder – ganz schlimm – Magarine, die wir selbst essen, führen wir unserem Körper sehr viel Omega 6 zu und versetzen ihn damit in erhöhte Entzündungsbereitschaft. Besonders eindrucksvoll zu sehen ist das bei Rheuma und atopischen Erkrankungen wie Neurodermitis, Asthma und Heuschnupfen.

Ein Steak vom weidegefütterten Rind hingegen ist sehr gesund. Denn nur Fleisch von weidegefüttertem Nutzvieh und Wild enthält ein für uns günstiges Verhältnis von ungesättigten und gesättigten Fettsäuren. Wer alle Teile von weidegefütterten Tieren nutzt, für den wird es auch bei einem kleinen Budget erschwinglich. Super sind etwa die Markknochen von weidegefütterten Tieren.

TOP 5: UNZUREICHENDER SCHLAF

Statistiken zufolge schlafen wir immer weniger. Waren vor 100 Jahren noch acht bis zehn Stunden normal und vor 50 Jahren acht Stunden, so sind es heute nur noch um die sechs Stunden. In unserer Mehr-schneller-weiter-Gesellschaft haben wir immer öfter das Gefühl, auf Schlaf verzichten zu müssen, um all die vor uns liegenden Aufgaben bewältigen zu können.

Auch ich tappte jahrelang in diese Falle und lebte frei nach dem Motto »Schlafen kann ich, wenn ich tot bin!«. So legte ich mich nach einem 24-Stunden-Dienst nicht schlafen, sondern genoss die Freiheit, endlich Zeit für mich und für Aktivitäten mit meinen Freunden zu haben. Ich ging bestenfalls ein bisschen früher ins Bett als sonst. Aber: Schlaf lässt sich nicht ersetzen.

Ähnlich wie beim Abnehmen, beim Sport oder bei einem gesunden Lebensstil gibt es keine Abkürzung oder magische Pille, dank derer wir mit viel weniger Schlaf auskommen; ein Zuwenig an Schlaf rächt sich am Ende immer. Unsere Konzentration und unsere Fähigkeit zur Problemlösung nehmen ab, unsere Stimmungskontrolle wird geringer und wir haben Schwierigkeiten, uns zu fokussieren. Unterm Strich – das konnte auch in zahlreichen Studien eindrucksvoll gezeigt werden – gewinnen wir nichts bei dem Versuch, durch weniger Schlaf mehr Zeit zu gewinnen.

Welche Qualität hat unser Schlaf? Glücklicherweise haben wir heutzutage vielfältige Möglichkeiten, diese Qualität zu beurteilen. Wer es ganz einfach haben möchte, platziert sein Smartphone neben sich auf der Matratze und startet eine kostenlose Schlaftracking-App. Die in den Smartphones integrierten Bewegungssensoren registrieren, wenn wir uns auf der Matratze hin und her werfen, und ermitteln so unsere Tiefschlafphasen. Natürlich ist diese Überwachung sehr ungenau, aber sie kann erste Anhaltspunkte liefern.

Ähnlich funktionieren Wearables. Das Gerät registriert unsere Bewegungen und leitet daraus ab, in welcher Schlafphase man sich befindet. Genauer wird das Ganze, wenn gleichzeitig noch der Puls gemessen wird. Über eine deutliche Erniedrigung des Herzschlags oder bestimmte Schwankungen in der Veränderlichkeit, der Variabilität, der Herzaktion lässt sich nämlich erheblich genauer bestimmen, in welcher Schlafphase wir uns gerade befinden.

Wer es ganz genau wissen will, für den gibt es Sensoren, die in die Matratze kommen und den eigenen Herzschlag genau erfassen, oder, teuer, aber sehr genau, den Ring der Firma Oura aus Finnland, der den direkten Vergleich zu Schlaflabor-Equipment nicht scheuen muss.

Anhand der so ermittelten Daten können Sie sehen, wie lange Sie tatsächlich schlafen und wie gut Ihr Schlaf ist. Ist er schlecht, sollten Sie Maßnahmen zu seiner Verbesserung ergreifen. Und hier kommen wieder die Lektine ins Spiel. Ein sehr häufiger Grund für eine schlechte Schlafqualität sind Nahrungsmittelunverträglichkeiten – vor allem im Zusammenhang mit Autoimmunerkrankungen. Die unverträglichen Nahrungsmittel verursachen eine ständige Stressreaktion in unserem Körper und damit eine deutliche Verminderung der Schlaftiefe und der Erholsamkeit. Der Körper wähnt sich in permanenter Gefahr und traut sich nicht, seine Systeme herunterzufahren.

Ich habe nach dem meist versehentlichen Konsum von Gluten schon so manche Nacht mit klopfendem Herzen nahezu durchwacht, weil mein Körper auf den vermeintlich gefährlichen Trigger so viel Adrenalin produzierte, dass an Schlaf einfach nicht zu denken war.

Ist Ihre Schlafqualität schlecht, sollten Sie sich über die Gründe Gedanken machen und versuchen, sie zu ändern. Zunächst einmal halten wir im Allgemeinen zu wenig Schlaf für nicht so wichtig und schlafen deshalb zu wenig. Um Ihr persönliches Schlafbedürfnis herauszufinden, müssen Sie über einen Zeitraum von ungefähr 21 Tagen beobachten, wie lange Sie schlafen, ohne sich von außen wecken zu lassen. Dabei sollten Sie die ersten sieben Tage nicht berücksichtigen. Wenn unser Körper nämlich schon vorher länger mit einem Schlafdefizit zu kämpfen hatte, dauert es eine Weile, es auszugleichen. Erst wenn Sie diesen Punkt erreicht haben, können Sie Daten über Ihr Schlafbedürfnis ermitteln.

Sie sind immer schon nach sechseinhalb Stunden wach und fühlen sich den ganzen Tag ausgeruht und leistungsfähig? Wunderbar, dann gehören Sie zu der kleinen Minderheit von Menschen, die tatsächlich mit weniger als sieben Stunden Schlaf auskommen. Für den Rest gilt: Eine optimale kognitive und körperliche Leistungsfähigkeit ist nur mit einer Schlafdauer von mindestens sieben Stunden gegeben. Bei einem Schlafbedürfnis von mehr als neun Stunden hat der Körper einen deutlich erhöhten Regenerationsbedarf. Das kann ein Zeichen für chronisch-entzündliche Prozesse sein.

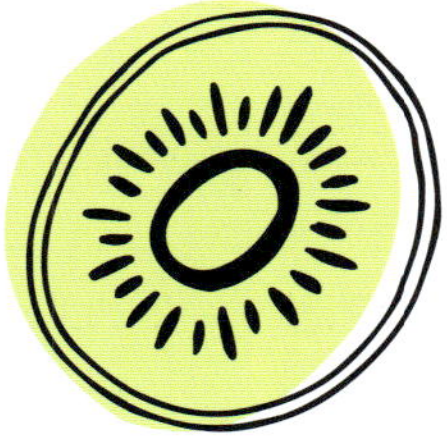

KAPITEL 7

KLEINE HELFERLEIN: JETZT WIRD'S PRAKTISCH – TEST-VERFAHREN UND NAHRUNGS-ERGÄNZUNGSMITTEL

Wir wissen inzwischen, dass Lektine bei der chronischen Aktivierung unseres Immunsystems eine Rolle spielen können und eine ganze Reihe weiterer unguter Eigenschaften mit sich bringen. Wenn wir jedoch auf alle Nahrungsmittel mit Lektinen, die in Kapitel 5 aufgelistet sind, dauerhaft verzichten, bleibt nicht mehr so wahnsinnig viel zum Essen übrig. Wie lässt sich also herausfinden, mit welcher Wahrscheinlichkeit Lektine für uns und unser Erkrankungsbild von Bedeutung sind und, falls das so ist, welche Lektingruppen im Speziellen?

Wie bereits berichtet, reagiere ich auf die Prolamine aller Getreide, wobei ich Gluten mit Abstand am stärksten merke. Und ich vertrage auch so gut wie keine Hülsenfrüchte, selbst wenn ich alle beschriebenen Vorsichtsmaßnahmen einhalte. Da rote Linsen und Kichererbsen durchs Schälen nur sehr wenig Lektine enthalten, kann ich sie ab und zu essen. Kidneybohnen nie. Warum erwähne ich das noch einmal so explizit? Weil es mir sehr wichtig ist zu betonen, dass die Verträglichkeit von Nahrungsmitteln sehr individuell ist. Eine Studie aus Kroatien konnte beispielsweise in einer Gruppe von 1800 Patienten mit Hashimoto nur eine Rate von 20 Prozent Nachtschattensensitivität ermitteln. Aus diesem Grund halte ich es für sinnvoll herauszufinden, welcher Gruppe man angehört, bevor man sich für alle Zeiten Omas Bratkartoffeln oder Mamas Geburtstagssuppe versagt.

Denn selbst wenn Nahrungsmittel erheblich am Ausbruch chronischer Erkrankungen beteiligt sein können, so machen sie doch unser Leben als Genussmittel zu einem großen Teil erst lebenswert. Auch ihre soziale Komponente, unter anderem im familiären Umfeld, wird von allen Experten immer wieder betont. Deshalb sollten wir uns das Leben in diesem Punkt nicht unnötig schwer machen, finde ich, sondern den durch Nahrungseinschränkungen ausgelösten Stress so gering wie möglich und den Genuss so hoch wie möglich halten.

Gleichzeitig ist es für viele von uns erheblich leichter, solche Einschränkungen einzuhalten, wenn sie schwarz (oder rot) auf weiß gesehen haben, dass es hier Probleme gibt. Nur mit dem Wissen um eventuelle Schwierigkeiten schaffen sie es, sich bestenfalls 80 Prozent zu beschränken, wobei sie gelegentliche Ausrutscher für nicht so schlimm halten. Wie in den vorherigen Kapiteln beschrieben, verhindern diese Ausrutscher bei tatsächlichen immunologischen Reaktionen jedoch, dass es jemals zu einer Heilung kommen kann. Man schränkt sich also zu 80 Prozent ein, erreicht aber fast nichts. Kein Wunder, dass die Ernährungsumstellung dann wieder aufgegeben wird.

Welche Möglichkeiten haben wir also, genaue Daten zu ermitteln? Ein besonderes Risiko für die Entwicklung einer Lektinsensibilität haben alle Menschen mit vermehrtem Stress. Menschen mit Autoimmunerkrankungen fallen leider immer darunter, weil ihre Erkrankung selbst Stress auslöst. Wie hoch die chronische Entzündungsreaktion im Körper ist, kann man über folgende Werte herausfinden:

- TNF-Alpha,
- hochsensitives CRP,
- Adiponektin,
- IL-6,
- IL-4,
- IFN-Gamma und
- IP-10.

Vor allem INF-Gamma und IP-10 geben gute Hinweise darauf, ob eine chronische Aktivierung des T-Zell-Systems vorliegt. Auch Insulin- und Leptinresistenzen deuten auf eine Lektinunverträglichkeit hin. Daher kann auch die Bestimmung dieser beiden Parameter nützliche Daten liefern.

Für Casomorphin und Gliadorphin gibt es einen speziellen Urintest, der nachweist, ob diese Lektine aus Milch und Gluten ausgebildet werden. Da beide ein Hochgefühl im Körper auslösen können und damit sowohl eine Abhängigkeit vom jeweiligen Nahrungsmittel als auch erhebliche Entzugserscheinungen bei dessen Weglassen erzeugen, hilft die Bestimmung dieser Parameter unter Umständen sehr, eine entsprechende Einschränkung auch durchzuhalten. Wenn es einem unter einer Ernährungsumstellung nämlich zunächst schlechter geht, neigen die meisten Menschen dazu, sie umgehend abzubrechen. Schließlich fühlt es sich nicht gut an und man folgert schnell, dass es somit wohl kaum gut für den Körper sein kann. Tatsächlich kann es zu Beginn der Umstellungsphase jedoch zu einer ganzen Reihe von Symptomen kommen, und Entzugserscheinungen sind ein Teil davon.

VERSCHIEDENE TESTVERFAHREN

LYMPHOZYTENTRANSFORMATIONSTEST (LTT-TEST)

Zur direkten Testung von Nahrungsmitteln empfehle ich einen Lymphozytentransformationstest (LTT-Test) von verschiedenen Anbietern. Bei diesem Test werden zunächst die lebenden Lymphozyten aus dem Blut herausgewaschen und dann mit dem jeweiligen Antigen (dem Stoff, den man testen möchte) in einer Nährlösung inkubiert. Zum Schluss gibt man radioaktives Thymin als einen Baustein der DNA-Synthese hinzu. Die Höhe der Radioaktivität der Kultur gibt Auskunft darüber, wie stark die Lymphozyten auf das Antigen reagieren. Zur besseren Beurteilung wird immer auch eine Leerprobe ohne Antigen durchgeführt. Durch die Art des Tests kann er mit nahezu allem durchgeführt werden. Hat das Labor das entsprechende Antigen nicht vorrätig, können Sie es mit der Blutprobe mitliefern, und das Labor bereitet es entsprechend auf. Da der Test sehr fehleranfällig ist und viel Erfahrung bei der Aufbereitung der Zellkulturen voraussetzt, sollten Sie ihn nur bei nach DIN-Norm hierfür zertifizierten Instituten durchführen lassen, die sich darauf spezialisiert haben und bei denen der Test zum Standard gehört. Anhand der Ergebnisse lassen sich oft bestimmte Gruppen ermitteln, die Rückschlüsse auf weitere Lebensmittel erlauben. Wenn jemand zum Beispiel sehr stark auf Roggen, Weizen und Dinkel reagiert, aber nicht auf Mais, handelt es sich wahrscheinlich um eine Reaktion auf Gluten und die dem Gluten sehr ähnlichen Prolamine.

Kommt auch noch Hafer hinzu, obwohl dieser normalerweise glutenfrei ist, liegt wahrscheinlich eine Süßgrasallergie vor.

Reagiert jemand auf Paprika, Tomate und Kartoffeln, ist eine Nachtschattenintoleranz wahrscheinlich, und auch alle anderen Nahrungsmittel aus dieser Gruppe sollten gemieden werden.

Sind im Test die meisten Nahrungsmittel mit hohem Lektingehalt positiv, kann man von einer generellen hohen Lektinsensitivität ausgehen. Und bei allen Lektinen ist die Fähigkeit zur Penetration des Darms und zur Zerstörung der Darmintegrität immer gegeben, wenn auch in unterschiedlichem Ausmaß. Mit anderen Worten: Auch wenn keine immunologische Reaktion auf Mais nachzuweisen ist, kann ein hoher Konsum von Mais zu einer Verschlechterung der Darmintegrität führen und damit zu einer Verschlechterung einer Autoimmunerkrankung. Auch wenn stark lektinhaltige Nahrungsmittel im LTT-Test negativ ausgefallen sind, sollten sie bei Autoimmunerkrankungen also immer zu den Nahrungsmitteln gehören, die nur gelegentlich und nicht täglich auf den Tisch kommen. Bei deutlich positiver Reaktion auf ein Nahrungsmittel kann man nach einer Abstinenz von mindestens sechs Monaten unter intensiver Verbesserung der Darmgesundheit versuchen, es wieder einzuführen und dann den Test zu wiederholen. Manche Unverträglichkeiten sind jedoch von Dauer. Gerade beim Gluten kann auch eine unerkannte Zöliakie zugrunde liegen, da die Co-Prävalenz zu anderen Autoimmunerkrankungen sehr hoch ist.

IGG- ODER IGG-PLUS-TEST

Häufig empfohlen und durchgeführt wird der IgG- oder IgG-plus-Test. Hier wird untersucht, ob direkte Immunglobuline vom Typ G (verzögert) gegen Nahrungsmittel vorliegen. Das Problem bei diesem Test ist, dass ein überaktives Immunsystem, wie es bei einer Autoimmunerkrankung vorliegt, gegen jeden Eindringling von außen Antikörper ausbilden wird.

Da Autoimmunerkrankungen fast immer mit Störungen der Darmintegrität einhergehen, dringt nahezu alles, was man zu sich nimmt, auch über den Darm in den Körper ein und fällt im Test positiv aus. Das beweist zwar ein Problem mit Nahrungsmitteln und ein Problem mit der Unversehrtheit des Darms, aber ein Weglassen aller positiven Nahrungsmittel bringt meist nur wenig, da bei einer Testwiederholung nun die Nahrungsmittel positiv getestet werden, die stattdessen vermehrt gegessen wurden. Sehr hohe Ausschläge können ein Hinweis für eine tatsächliche und dauerhafte Unverträglichkeit sein, müssen es aber nicht.

ZONULIN-TEST

Dieser Stoff sorgt dafür, dass unsere Darmzellen ihren Griff zueinander lösen, leicht auseinanderweichen und eine Darmpermeabilitätsstörung entsteht. Messen lässt sich Zonulin im Blut oder im Stuhl. Bei einer positiven Testung ist dies ein sehr hilfreicher Kontrollparameter dafür, ob sich der Zustand des Darms bei einer Ernährungsumstellung bessert.

MIKROBIOMANALYSE

Hier gibt es zwei wesentliche Testvarianten. Einerseits kann man auf die herkömmliche Art und Weise Stuhl auf einem Träger ausstreichen und abwarten, was wächst – mit dem gewaltigen Nachteil, dass nur Bakterien wachsen können, die auch unter dem Einfluss von Sauerstoff überleben können. So bekommt man nur ein sehr unvollständiges Bild.

Alternativ kann man inzwischen genetische Analysen durchführen, die allerdings erheblich teurer sind als die herkömmlichen. Dabei werden auch die Anaerobier mit erfasst, also die Bakterien, die mit Sauerstoff nicht überleben können. Allerdings wird nicht zwischen toten und lebendigen Bakterien unterschieden.

Darüber hinaus haben wir noch nicht die Möglichkeit, Anaerobier zuzuführen, sodass der Test vor allem einen beobachtenden Wert hat.

ALPHA-ANTITRYPSIN-TEST

Alpha-Antitrypsin ist ein Stoff des Abwehrsystems, der im Darm nichts verloren hat, sondern nur im Blut vorkommen sollte. Lässt er sich doch im Stuhl nachweisen, so bedeutet das, dass Stoffe über die Darmschleimhaut nach außen treten und umgekehrt nach innen eindringen können. Damit kann auch dieser Wert als Kontrollparameter für das Leaky-Gut-Syndrom dienen.

CALPROTECTIN-TEST

Calprotectin ist ein Marker für chronische Entzündungsprozesse im Darm. Sehr hohe Werte sollten eine Darmspiegelung zur Folge haben, da hier ein Tumor oder eine schwere chronisch-entzündliche Darmerkrankung vorliegen kann.

Niedrigere Werte sind oft ein Anzeichen für eine stille systemische Entzündung, die, meist durch Lebensmittel ausgelöst, vom Darm ausgeht.

MULTI-ELEMENT-ANALYSE AUS DEM VOLLBLUT

Hierbei werden eine größere Menge verschiedener Mineralstoffe und Schwermetalle untersucht. Bei Störungen der Darmintegrität kommt es häufig zu einem Verlust wichtiger Nährstoffe, und auch Giftstoffe können schneller in den Körper gelangen. Da bestimmte Mineralstoffe wie Magnesium nur zu einem sehr geringen Anteil im Serum vorkommen und sich hier nur sehr schlecht beurteilen lassen, sollte die Analyse im Vollblut erfolgen.

MAGENSÄURE-TEST

Leider wird so gut wie nie mehr untersucht, ob zu wenig Magensäure vorhanden ist. Der Schlucktest mit einer Heidelberger Sonde gehört nicht mehr zum Repertoire der Gastroenterologen.

HILFREICHE NAHRUNGSERGÄNZUNGSMITTEL

LEKTINFREIES ERBSENPROTEIN

Will man weder Milchprodukte noch Hülsenfrüchte oder Soja zu sich nehmen, schränkt das die Proteinauswahl schon stark ein. Möchte man dazu noch auf Fleisch oder auf tierische Produkte im Allgemeinen verzichten, wird es schwierig. Dieses Problems hat sich ein Hersteller angenommen und ein lektinfreies Erbsenprotein produziert, das zu 99 Prozent im Dünndarm resorbiert wird, extrem wenig allergieerzeugend (hypoallergen) ist und den Darm nicht reizt. Gerade für Vegetarier und Veganer ist das eine gute Möglichkeit, den Proteingehalt ihrer Ernährung zu verbessern.

MAGNESIUM

Erfahrungsgemäß sind die meisten Menschen nicht ausreichend mit Magnesium versorgt. Das liegt zum einen daran, dass unsere Böden immer nährstoffärmer werden und demzufolge auch unsere Nahrung immer weniger Magnesium enthält. Zum anderen haben wir einen sehr hohen Verbrauch an Magnesium, weil unsere Belastung im Alltag ständig steigt. Und zum Dritten können wir Magnesium möglicherweise nur noch vermindert oder gar nicht mehr aufnehmen, da unser Darm chronisch entzündet und undicht ist.

Magnesium kann zwar direkt über einen dafür verantwortlichen Transporter in den Körper aufgenommen werden, er ist jedoch relativ schnell »gesättigt«. Das bedeutet: Alle Bindungsstellen sind belegt, und unser Körper kann über diesen Transporter kein weiteres Magnesium aufnehmen. Nach einer Sättigung der Rezeptoren bleibt überschüssiges Magnesium im Darm. Da sich unser Körper bemüht, das Verhältnis von Wasser zu Magnesium im Darm im Vergleich zum Blut wieder ins Gleichgewicht zu bringen, kommt es zu Durchfällen.

Um trotzdem weiteres Magnesium aufzunehmen und zum Teil schwerwiegende Mängel möglichst zügig auszugleichen, kann man sich eines Tricks bedienen: Magnesium lässt sich gut an Aminosäuren binden. So gebundenes Magnesium wird über die Aminosäuretransporter mit aufgenommen, wodurch sich die Gesamtaufnahme von Magnesium deutlich erhöht. Damit das möglichst gut klappt, kombiniert man am besten verschiedenste Formen von Magnesium mit verschiedensten Aminosäurebindungen. Ich rate daher zu einem Kombinationspräparat, das mindestens fünf verschiedene Formen von Magnesium enthält.

VITAMIN-B-KOMPLEX, AKTIVIERT

Die große Gruppe der B-Vitamine übernimmt in unserem Körper viele verschiedene Funktionen, auf die ich hier im Detail nicht eingehen möchte. Eine besonders große Rolle spielen B-Vitamine jedoch in der Energieproduktion und im Stresshormonhaushalt.

Autoimmunerkrankungen gehen vermehrt mit bestimmten genetischen Polymorphismen und Stoffwechselstörungen einher, die einen erhöhten Bedarf an B-Vitaminen bedingen. Diese Polymorphismen machen es zuweilen schwierig, B-Vitamine zu aktivieren und weiterzuverarbeiten. Deshalb empfehle ich bei allen Autoimmunerkrankungen grundsätzlich, einen Komplex aus aktivierten B-Vitaminen einzunehmen. Dies gilt besonders für Folsäure.

Von der Einnahme synthetischer Folsäure ist grundsätzlich abzuraten. Denn bei einer Genmutation kann unser Körper die synthetisch hergestellte Folsäure häufig nicht weiterverarbeiten und nur schwer abbauen. Sie bleibt dann im Körper liegen und verstopft, bildlich gesprochen, die Systeme.

VITAMIN B_{12}

Obwohl ein guter Vitamin-B-Komplex fast immer auch Vitamin B_{12} enthält, halte ich eine zusätzliche Nahrungsergänzung mit Vitamin B_{12} für empfehlenswert. Das im Vitamin-B-Komplex enthaltene Methylcobalamin deckt nämlich nur einen der Stoffwechselwege im Energiestoffwechsel einer Zelle ab, kann jedoch daraus das ebenso wichtige Adenosylcobalamin nicht herstellen.

Außerdem bilden die Belegzellen des Magens, auf die ich in Kapitel 5 schon genauer eingegangen bin, nicht nur Magensäure, sondern auch Intrinsic Factor (IF) – ein Glykoprotein, dank dessen wir Vitamin B_{12} oral aufnehmen können. Sind die Belegzellen durch autoimmune Prozesse geschädigt, ist eine Aufnahme nur sehr eingeschränkt möglich. Wird Vitamin B_{12} zum Beispiel als Lutschtablette eingenommen und unter die Zunge gelegt, erhöht das häufig gar nicht den Vitamin-B_{12}-Spiegel, da hier der größte Teil geschluckt wird und nicht entsprechend weiterverarbeitet werden kann.

Wenn Sie sich irgendwie dazu überwinden können, rate ich deshalb dazu, Vitamin B_{12} ungefähr einmal im Monat unter die Haut zu spritzen. Natürlich klingt es erst einmal ein bisschen gruselig, sich etwas zu spritzen, aber man gewöhnt sich schnell daran. Dank YouTube-Videos kann man sich heutzutage ja fast alles selbst beibringen. Hydroxycobalamin in Ampullen und das entsprechende Equipment bekommt man rezeptfrei in der Apotheke.

Bei manchen Menschen führen Vitamin-B_{12}-Gaben zu schwerer Akne. Die Ursachen hierfür sind bislang noch nicht abschließend geklärt. Wahrscheinlich besiedeln in diesen Fällen solche Bakterien die Haut, die sich durch Vitamin B_{12} stark vermehren. Sollte sich Ihr Hautbild bei der Einnahme von Vitamin B_{12} also deutlich verschlechtern, dann lassen Sie als Erstes alle Vitamin-B_{12}-haltigen Präparate weg.

Wer einen Vitamin-B_{12}-Mangel hat und dieses Vitamin nicht über Nahrungsergänzungsmittel zuführen kann, dem bleibt nichts anderes übrig, als es über tierische Nahrungsmittel und Leber aufzunehmen. Lebt derjenige vegan, sollte er unbedingt ganz regelmäßig kontrollieren lassen, ob es nicht zu deutlichen Vitamin-B_{12}-Mängeln kommt. Unter Umständen muss man auch kurzfristig eine Verschlechterung des Hautbildes akzeptieren, um Mangelzustände zu vermeiden.

MULTIPRÄPARATE

Am besten und effektivsten ist es, anhand einer Multi-Element-Analyse seine individuellen Mängel zu ermitteln und gezielt aufzufüllen. Das vermeidet Überversorgungen, wie sie zum Beispiel bei Mangan, Selen und Chrom schnell auftreten. Ist das nicht möglich, kann ein gutes Multipräparat hilfreich sein.

Dazu würde ich immer auch noch Magnesium einnehmen, da die Magnesiummenge in Multipräparaten eigentlich nie ausreicht. Auch ein Multipräparat sollte möglichst aktivierte B-Vitamine und keine synthetische Folsäure, sondern nur Folsäure in einer aktivierten Form enthalten. Insgesamt sind Sie bei der Folsäure auf der sichereren Seite, wenn Sie versuchen, viel grünes Blattgemüse zu essen, das Folsäure in allen möglichen Aktivierungsformen enthält.

L-GLUTAMIN, ALOE VERA UND SÜSSHOLZWURZEL

Die nicht essenzielle Aminosäure L-Glutamin nährt intensiv die Zellen der Dickdarmschleimhaut und kann daran mitarbeiten, dass sie wieder näher zusammenrücken und sich die Lücken zwischen den einzelnen Zellen schließen. Aloe vera und Süßholzwurzel unterstützen die Schleimabwehr des Darms und wirken stark antientzündlich.

VERDAUUNGSENZYME

Sie können auch Verdauungsenzyme einnehmen. Dies hilft einerseits bei Fehlfunktionen der exokrinen (nach außen, in den Zwölffingerdarm abgebenden) Bauchspeicheldrüse, andererseits führen Sie so auch Enzyme zu, die unser Körper gar nicht produzieren kann und die bei der Spaltung von Lektinen helfen.

Präparate mit Beta-Glucuronidase, die im Handel auch als Einzelpräparate angeboten werden, unterstützen unseren Körper dabei, die Restlektine in Hülsenfrüchten zu spalten, die selbst nach einer intensiven Behandlung noch darin enthalten sind.

Enzymkomplexe mit Dipeptidylpeptidase 4 (DPP IV) spalten Gluten bereits im Magen, sodass es gar nicht erst im Darm ankommt, um dort Schaden anzurichten. Wer jetzt aber frohlockt, weil er glaubt, er müsse nicht auf sein geliebtes Sonntagsbrötchen verzichten, der wird leider enttäuscht. DPP IV kann nur Kleinstmengen eliminieren, wie sie etwa bei Verunreinigungen beim Essen in einem Restaurant oder in einem nicht vollständig glutenfreien Haushalt auftreten. Größere Mengen passieren weiterhin den Magen, um im Darm ihr zerstörerisches Werk anzurichten.

Insgesamt gibt es viele verschiedene Arten von Verdauungsenzymen. Wichtig ist, dass sie ihre Wirkung bereits im Magen zu entfalten beginnen, um den Darm von Beginn an vor schädlichen Einflüssen zu schützen, und dass sie eine ausreichende Menge enthalten. Bei der Gesamtdosis sollten Sie ein bisschen experimentieren. Je nach Funktion der eigenen Bauchspeicheldrüse braucht es zum Teil größere Mengen, um den erwünschten Effekt zu erzielen.

Ich selbst nutze Verdauungsenzyme immer, wenn ich auswärts esse und wenn ich eine Mahlzeit mit Milchprodukten, mit für mich halbwegs verträglichen Hülsenfrüchten oder mit Hafer esse. Dadurch bin ich in der Lage, diese Lebensmittel zu besonderen Gelegenheiten – oder wenn es sich quasi überhaupt nicht vermeiden lässt – relativ gefahrlos zu essen. Doch selbst mit den besten Enzymen gelingt mir das nur alle paar Wochen.

MAGENSÄURE

Magensäure hat einen wesentlichen Anteil daran, wie stark unser Darm mit für ihn problematischen Stoffen belastet wird. Wie bereits in Kapitel 5 beschrieben, tritt bei Autoimmunerkrankungen oft ein Magensäuremangel auf, der seinerseits die Lektinbelastung des Darms enorm verstärkt. Aus diesem Grund sollte man herausfinden, ob die Zufuhr von Magensäure hilfreich ist. In der klinischen Praxis hat sich dafür folgendes diagnostisches Schema bewährt:

Zu einem Essen nehmen Sie am besten Magensäure-Kapseln ein. Kapseln sind insofern sinnvoll, als dass Tabletten die empfindliche Mund- und Speiseröhrenschleimhaut reizen, sich gepresste Tabletten im Magen oft nicht auflösen und dann beim Kontakt mit der Darmschleimhaut eher negative Wirkungen entfalten können. Verspüren Sie kein unangenehmes Gefühl im Magenbereich und vielleicht sogar eine sofortige Erleichterung, dann gilt ein zu niedriger Magensäurespiegel als bewiesen. Danach müssen Sie die richtige Dosierung herausfinden.

Ausnahme: wenn Sie über einen sehr langen Zeitraum Protonenpumpeninhibitoren, also die Säuresekretion des Magens hemmende Medikamente, eingenommen haben oder wenn Ihre Magenfunktion schon so stark geschädigt ist, dass der Magen ein physiologisch saures Klima nicht mehr toleriert. Letzteres merken Sie daran, dass schon bei einer Kapsel Magensäure Schmerzen auftreten. In solchen Fällen sollten Sie das Magengewebe zunächst mit pflanzlichen Heilmitteln, beispielsweise mit Aloe vera und Süßholzwurzel, oder mit Glutamin wieder stärken und aufbauen, bevor Sie Magensäure nehmen.

Dosisfindung: Beginnen Sie mit der Einnahme einer Kapsel zu jeder Mahlzeit. Zu viel Magensäure führt zu einem Hitzegefühl im Bereich des Magens. Achten Sie aber auch auf andere Symptome und klären Sie sie mit dem behandelnden Arzt ab. Treten keine Symptome auf, erhöhen Sie die Dosis nach zwei Tagen um eine weitere Kapsel. Halten Sie dieses Prozedere so lange bei, bis es nach der Einnahme zu den Symptomen einer Überdosierung kommt. Dann verringern Sie die Dosis wieder um eine Kapsel und bleiben bei dieser Dosierung. Im Zuge des Heilungsprozesses braucht man in der Regel immer weniger Substitution: Sobald es wieder zu Überdosierungssymptomen kommt, reduzieren Sie die Dosis um eine Kapsel.

Die Konsistenz Ihres Stuhls sollte dabei stets bei Typ 3 bis 4 der folgenden Skala liegen.

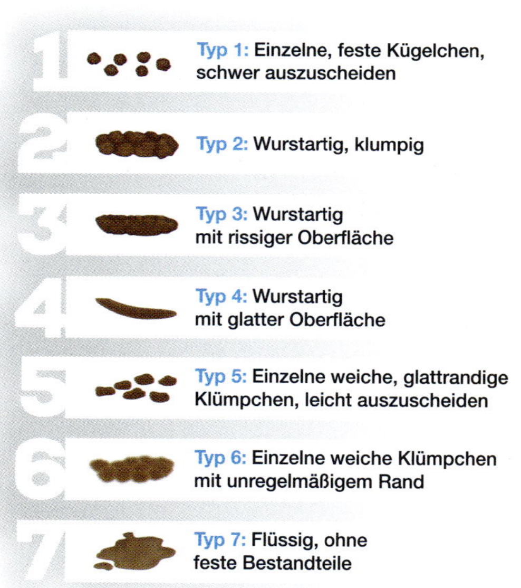
1
Typ 1: Einzelne, feste Kügelchen, schwer auszuscheiden
2
Typ 2: Wurstartig, klumpig
3
Typ 3: Wurstartig mit rissiger Oberfläche
4
Typ 4: Wurstartig mit glatter Oberfläche
5
Typ 5: Einzelne weiche, glattrandige Klümpchen, leicht auszuscheiden
6
Typ 6: Einzelne weiche Klümpchen mit unregelmäßigem Rand
7
Typ 7: Flüssig, ohne feste Bestandteile

Die sieben Typen der Bristol-Stuhlformen-Skala bieten Orientierung bei der Beurteilung des Stuhls.

BETA-GLUCAN

Wie bereits erwähnt, kommt es bei Autoimmunerkrankungen häufiger zu einer deutlich verminderten Produktion von sekretorischem IgA. Beta-Glucan kann dabei helfen, diese Produktion wieder in Gang zu bringen. Selbst wenn es mithilfe von Hefen produziert wird – oft unter Verwendung von lektinhaltigen Getreiden –, so ist Beta-Glucan an sich hefe- und lektinfrei. In Studien konnte nachgewiesen werden, dass etwa bei der Hälfte aller Testpersonen die Produktion von sekretorischem IgA durch die Einnahme von Beta-Glucan anstieg. Diese Zahl kann ich aus meiner Erfahrung nur bestätigen. Deshalb empfehle ich, nur dann Beta-Glucan einzunehmen, wenn bereits festgestellt wurde, dass zu wenig sekretorisches IgA produziert wird, und man nach ein bis zwei Monaten überprüfen kann, ob sich die Produktion durch seine Einnahme verbessert hat. Einige Menschen verspüren dadurch allerdings auch direkt einen positiven Effekt.

PROBIOTIKA

Den meisten Menschen mit Autoimmunerkrankungen fehlen vor allem die Bakterien der Laktobazillen und der Bifidobakterienflora. Es können aber auch zu wenig Enterokokken und positive Escherichiacoli- (E.-coli-) Bakterien vorhanden sein. Allerdings beeinflusst auch eine Überbesiedlung mit bestimmten Bakterien, die gar nicht gefehlt haben, unser Befinden oft sehr negativ. Deshalb rate ich vor einer undifferenzierten Einnahme von Probiotika grundsätzlich dazu, die Mikroflora des Darms testen zu lassen, um danach gezielt die passenden Zusammensetzungen auszuwählen. Dazu sollten Sie genau beobachten, ob und wie sich Ihr Befinden durch die Probiotika verändert.

Bei einem sehr undichten Darm können Enterotoxine aus den lebendigen Probiotika in den Körper eindringen und Unwohlsein, Konzentrationsstörungen, Kopfschmerzen und Ähnliches auslösen. Gegebenenfalls sollten Sie es erst einmal vorsichtig mit fermentierten Nahrungsmitteln in kleinen Mengen versuchen und erst später hoch dosierte Probiotika dazunehmen. Wer vermutet oder gar weiß, dass er eine Histaminintoleranz hat, beschränkt sich zunächst am besten ausschließlich auf Bifidobakterienstämme und nimmt erst dann andere Bakteriengruppen hinzu, wenn er sie gut verträgt. Auf jeden Fall sollten die Probiotika-Kapseln magensäureresistent sein. Bei Verdacht auf eine verminderte Magensäureproduktion ist es ratsam, zunächst mit einer Magensäure-Supplementierung zu beginnen, um eine Überbesiedlung des Magens und des oberen Dünndarms mit Bakterien zu verhindern. Diese haben hier nämlich nichts verloren, auch wenn sie für die tieferen Teile des Darms sehr nützlich sein können.

MARIENDISTEL

Verschiedene Stoffe aus der Natur unterstützen die Leberfunktion. Einige wie die Artischocke sind allgemein bekannt. Die Mariendistel möchte ich jedoch besonders hervorheben, da sie die allerbesten Werte hat. Sie unterstützt die Leber so potent, dass sie sogar bei schweren Leberzirrhosen die Entgiftungsfunktion der Leber verbessern kann.

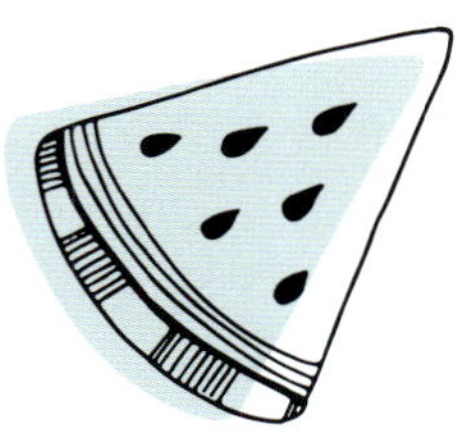

KAPITEL 8

JETZT WIRD ES PRAKTISCH

In den vergangenen Kapiteln haben wir viel darüber gelernt, warum Lektine bei Autoimmunerkrankungen problematisch sein können und warum sich der Versuch lohnen kann, sie mit einer lektinarmen Ernährung zu lindern. Damit hat unser Großhirn genug Informationen, um unsere niederen Hirnzentren wie das Reptiliengehirn (Stammhirn) und das Hundegehirn (limbisches System) in Schach zu halten. Beide werden nämlich immer wieder versuchen, uns zu überlisten und dazu zu bringen, unsere vordergründigen Bedürfnisse zu befriedigen – vor allem wenn unsere energiehungrige Großhirnrinde gerade unterversorgt ist und Schwierigkeiten hat, sich zu wehren. Daher beginnen wir das praktische Kapitel mit ein paar Ideen und Hinweisen, wie sich solche Versuchungen von vornherein vermeiden lassen.

»WER EIN WARUM ZUM LEBEN HAT, ERTRÄGT FAST JEDES WIE« (FRIEDRICH NIETZSCHE)

Machen Sie sich klar, was Sie erreichen möchten und was Sie sich wünschen, und spezifizieren Sie diese Wünsche so stark wie möglich. Formulieren Sie also nicht: »Ich möchte mich besser fühlen«, sondern: »Ich möchte wieder mit meiner Tochter im Garten toben können.« Und nicht: »Ich möchte mehr Energie haben«, sondern: »Ich möchte zweimal in der Woche abends noch so fit sein, dass ich etwas mit Freunden unternehmen kann.«

Erschaffen Sie starke Bilder zu diesem Warum, die für Sie mit einer hohen Emotionalität verbunden sind. Um beim ersten Beispiel zu bleiben: Stellen Sie sich vor, wie Sie mit Ihrer Tochter durch den Garten toben. Imaginieren Sie ihr Lachen und ihre Freude und versuchen Sie zu fühlen, wie glücklich und frei Sie sich dabei fühlen. Immer wenn Sie das Gefühl haben, aufgeben zu wollen, und die Situation gerade schwer ist, denken Sie an dieses Bild und nutzen Sie seine Kraft zum Durchhalten. Eventuell hilft es, dieses Gefühl mit einer taktilen Geste zu koppeln, indem Sie eine bestimmte Stelle Ihres Körpers berühren, während Sie dieses Gefühl in sich hervorrufen. Mit der Berührung dieser Stelle können Sie die Bilder und Gefühle noch schneller wachrufen, wenn Sie sie brauchen.

Wie bereits in Kapitel 2 beschrieben, war mein großes Warum, dass ich wieder Energie und Kraft haben wollte, um mich in der Natur und fernab jeder Zivilisation zu bewegen. Ich habe mir immer vorgestellt, wie ich leicht erschöpft, aber nicht völlig am Ende, den Sonnenuntergang auf einem Berg beobachte und welch intensives Glücksgefühl das in mir auslöst. Dieses Gefühl hat mir über so manchen schwachen Moment hinweggeholfen. Sorgen Sie dafür, dass Ihr Bild und Ihr Gefühl stark sind. »Ich möchte schlank sein« ist kein starkes Gefühl. Das Bild, wie man auf eine Familienfeier kommt und alle über die unglaubliche Veränderung staunen und wie großartig sich das anfühlt, allerdings schon …

VORBEREITUNG IST ALLES

Unser Großhirn muss die Bedürfnisse und Gelüste unserer niederen Hirnzentren im Zaum halten. Das können Sie sich im Prinzip vorstellen wie einen Muskel: Wird er zu viel beansprucht, versagt er irgendwann. Außerdem muss genügend Energie vorhanden sein, um das Großhirn für diese stark ermüdende Tätigkeit zu versorgen. Ungünstigerweise hat keines unserer Organe einen solch enormen Hunger nach Energie wie unser Großhirn, und schon eine kurze starke Stressphase kann seinen Bedarf so drastisch erhöhen, dass für diese Höchstleistung, die wir Disziplin nennen, keine Energie mehr zur Verfügung steht. Damit sind Menschen mit Autoimmunerkrankungen leider zusätzlich benachteiligt. Denn dank der bei ihnen ständig ausgelösten Stressreaktion ist der Energiebedarf des Großhirns noch höher, als es normalerweise der Fall ist, und es kommt schnell zu Versorgungsengpässen. Um solche Versorgungsengpässe zu vermeiden und schwierige Situationen zu umgehen, bedarf es eines besonderen Maßes an Vorausplanung. Hier gibt es im Wesentlichen drei Aspekte:

- Notfallsituationen,
- generelle Planung und
- Gefahrensituationen.

NOTFALLSITUATIONEN

In Notfallsituationen steht uns durch ein extremes Stressereignis plötzlich nicht mehr genug Energie zur Verfügung und unser gieriges Gehirn versucht, uns zu überreden, nahezu alles zu essen. Superhilfreiche lektinarme Notfallsnacks sind hier Kochbananenchips oder selbst gemachte Chips aus weniger reifen Bananen. Sie enthalten Stärke und Glukose. Studien zufolge können Nahrungsmittel ohne beide Inhaltsstoffe Stressreaktionen nicht beenden. Es nützt also wenig, in so einer Situation Trockenfleisch zu essen.

Empfehlenswert ist auch eine Art Müsliriegel aus Trockenobst, Nüssen und Kakaobutter. Das klingt jetzt nicht so wahnsinnig gesund, in Studien konnte aber gezeigt werden, dass die negativen Auswirkungen von Stressreaktionen wie Herzrasen, Zittern, Ohnmachtsgefühl, Konzentrationsstörungen und verminderte Affektkontrolle nur behoben werden konnten, wenn den Probanden hinterher ein Büfett mit zum Beispiel stark glukosehaltiger Nahrung zur Verfügung gestellt wurde. Durften diese von einem Büfett mit reichlich Salat und magerem Fleisch so viel essen, wie sie wollten, so bestanden die Stressreaktionen leider noch nach Stunden.

GENERELLE PLANUNG

Ein typischer Tag beginnt bei vielen von uns damit, zu spät aufzustehen, weil wir wieder einmal zu spät im Bett waren, und dann hektisch das Haus zu verlassen. Nach der Fastenphase der Nacht braucht unser Gehirn dringend Nahrung, und so kaufen viele den in Deutschland an jeder Ecke erhältlichen Snack: ein Brötchen. Und wer auf seine Gesundheit achtet, entscheidet sich vielleicht sogar für ein Vollkornbrötchen. Damit haben wir gleich beide Extremvertreter unter den Lektinen am Start: Gluten und WGA. Auch ich fand es bei meiner jetzt schon jahrelangen lektinarmen Ernährung mit am schwierigsten, mir nichts mehr beim Bäcker kaufen zu können. Denn Bäcker gibt es überall, andere Möglichkeiten, Snacks zu kaufen, sind aber eher spärlich gesät.

Durch Vorausplanung lässt sich diese Situation allerdings problemlos vermeiden. Was am Anfang schwierig klingt, wird schnell zur Gewohnheit, erleichtert das Leben erheblich und schaufelt so viel Lebenszeit für wichtigere Dinge frei, dass man leicht daran festhalten kann.

Dazu stellt man sich zunächst immer abends einen Wecker, der einen daran erinnert, das Frühstück für den nächsten Tag und, sofern man auch mittags außer Haus essen muss, gleich das Mittagessen mit vorzubereiten. Zwar ist man mit einem grünen Salat mit Rinderfiletstreifen oder besser noch Scampi, falls man keine Meeresfrüchteallergie hat, immer auf der sicheren Seite, aber auf Dauer kann das doch recht eintönig werden. Dazu kommt: Wer normalerweise in der Kantine isst und auf Kohlenhydrate zum Mittagessen nicht verzichten möchte, dem bleibt fast nichts anderes übrig, als sein Essen vorzubereiten. Dafür lohnt es sich, sogenannte Meal-Prep-Behälter am besten aus Glas anzuschaffen und sein Mittagessen immer schon für mehrere Tage zuzubereiten. Wer nach der Arbeit völlig erschöpft ist und nur noch ganz schnell etwas essen möchte, kann gleich das Essen für den ganzen nächsten Tag vorbereiten. Man gewöhnt sich übrigens sehr schnell daran, zweimal am Tag das Gleiche zu essen. Zumindest der Vorbereitungsaufwand vermindert sich dadurch deutlich.

GEFAHRENSITUATIONEN

Auf diesem Gebiet war und bin ich definitiv am schlechtesten. Ich gehe regelmäßig auf Partys oder Grilleinladungen in dem Glauben, ich könne auch wunderbar ohne eine Mahlzeit auskommen, sollte es für mich tatsächlich nichts zu essen geben. Theoretisch stimmt das auch. Dank langem Training komme ich über einen längeren Zeitraum sehr gut ohne Essen zurecht. In der Praxis aber darf man auf keinen Fall die uralte Konditionierung des Menschen zum gemeinsamen Essen unterschätzen. Dazusitzen, während alle anderen essen, verlangt einem eine solche Willensleistung ab, dass ich das kaum schaffe. Am Ende esse ich meist jede Menge Dinge, die ich auf keinen Fall essen wollte, beispielsweise Weingummitiere oder etwas Ähnliches, nur um überhaupt etwas zu essen.

Sind Sie also zum Essen eingeladen, sollten Sie niemals unvorbereitet dort hingehen. Entweder Sie kontaktieren schon vorher den Gastgeber, fragen, was es zu essen gibt, und bitten darum, das Essen lektinarm zu gestalten, sofern das leicht geht. Ist es komplizierter, können Sie einfach anbieten, Ihre eigene Mahlzeit mitzubringen. Bei einem Dinner sollten Sie erfragen, wie viele Gänge es geben wird. Denn dazusitzen, während die anderen ein tolles Dessert verspeisen, ist eine enorme Herausforderung.

Gelegenheiten, die mit besonderen Emotionen und Essen behaftet sind, wie zum Beispiel Weihnachten, sind ebenfalls gefährlich. Falls Sie bereits wissen, dass während der ganzen Festtage ein riesiger Teller mit süßem Gebäck von Oma bereitstehen wird, wappnen Sie sich am besten mit vertretbarer guter Schokolade aus fermentierten Kakaobohnen und lektinarmen Backwaren, sodass Sie immer hier zugreifen können, wenn Sie in Versuchung geraten.

Vor allem zu Beginn hilft es oft, bestimmten extrem schwierigen Situationen komplett aus dem Weg zu gehen. Mit der Zeit wird es Ihnen deutlich leichter fallen, auch in solchen Situationen standhaft zu bleiben.

Wenn es doch mal schiefgeht

Es hat nicht geklappt, Sie sind schwach geworden. In diesem Fall sollten Sie sich nicht beschimpfen und alles komplett infrage stellen, sondern Schadensbegrenzung betreiben und aus dem Geschehen lernen. Sofern Sie Gluten gegessen haben, nehmen Sie am besten hoch dosierte Verdauungsenzyme zu sich, und zwar möglichst solche, die auch DPP IV enthalten und infolgedessen zumindest einen Teil des Glutens mit spalten. Zusätzlich hilft ein Isoflavonkomplex dabei, die negativen Auswirkungen geringer und kürzer zu halten. Dann sollten Sie sich Gedanken darüber machen, wie es zu der Situation gekommen ist, und Lösungsstrategien fürs nächste Mal erarbeiten. Wichtig ist, jeden Fehlschlag als eine Gelegenheit zum Wachsen zu begreifen. Denn kasteit man sich hinterher und macht sich selbst klein, verstärkt das den Stress noch und führt eventuell dazu, den einmal eingeschlagenen Weg zu verlassen, anstatt es in Zukunft besser zu machen.

DAUERHAFTE VERSORGUNG AUS KÖRPEREIGENEN QUELLEN

Heutzutage liegt der nächste Snack fast immer nur einen Handgriff entfernt. Dadurch besteht für unseren Körper im Allgemeinen, aber vor allem für unser Gehirn im Speziellen keine Notwendigkeit mehr, seinen Energiebedarf aus körpereigenen Quellen zu decken. Das führt dazu, dass wir unleidlich werden, sobald nicht genug Energie fürs Gehirn zur Verfügung steht. Und bei Menschen, denen diese Funktion nahezu vollständig verloren gegangen ist, kommt es sogar zu Schwindelattacken und dem Gefühl einer nahenden Ohnmacht.

Steht unser Körper unter extremem Dauerstress, wie es häufig bei einer chronischen Erkrankung der Fall ist, wachen wir nachts mitunter sogar mit extremen Heißhungerattacken auf, da die Mechanismen außer Kraft gesetzt sind, die unser Gehirn während der Nacht versorgen sollen. Indem wir unseren Körper nach und nach wieder daran gewöhnen, sich zumindest stundenweise selbst durch Fettreservequellen zu versorgen, können wir seine Flexibilität deutlich erhöhen. Das gelingt durch Ansätze einer ketogenen, also einer kohlenhydratarmen, fettreichen Ernährung und durch intermittierendes Fasten. Allerdings ist unser Körper nur dann fähig, diese Stoffwechselwege zu nutzen, wenn er sich nicht in einer extremen Stresssituation befindet. Zwar mag es auch während eines akuten Erkrankungsschubes oder in einer insgesamt stark entzündlichen Situation gelingen, sich die Vorteile dieser Maßnahmen zunutze zu machen, allerdings muss man hierfür besondere Vorsichtsmaßnahmen beachten, sodass das nur unter Aufsicht eines erfahrenen Therapeuten geschehen darf.

PHASE 1: REINIGUNG UND RESET

Sie leiden an einer Autoimmunerkrankung und haben den Verdacht, dass Nahrungsmittelunverträglichkeiten bei Ihnen eine große Rolle spielen. Daher ist davon auszugehen, dass die Integrität Ihres Darms gestört ist und Ihr Immunsystem auf bestimmte Nahrungsmittel überaktiv reagiert. Möglicherweise ist Ihr Darm entzündet und seine Fähigkeit zum Schutz der Schleimhaut gestört. Auch um Ihr Mikrobiom steht es wahrscheinlich nicht zum Besten. Ziel von Phase 1 ist es, möglichst schnell einen kompletten Reset zu erreichen und den Darm von allen schädigenden Einflüssen zu entlasten. Gleichzeitig versuchen wir, den Mikrofilm aufzubrechen, in dem sich schlechte Bakterien und Pilze gerne verstecken, und den Darm mit hilfreichen Kulturen neu zu besiedeln. In dieser Phase kann es zu einem ausgeprägten Absterben von Bakterien kommen, die in unserem Darm eigentlich nur in geringer Zahl vorkommen sollten. Daraus werden große Mengen Endotoxine frei, was zu einem starken Krankheitsgefühl und zu einer erneuten Schädigung der Darmschleimhaut führen kann. Deshalb sollten wir alles tun, um eine Schädigung unseres Körpers durch Endotoxine zu verhindern.

Vielfach wird dazu geraten, diese sogenannte Jarisch-Herxheimer-Reaktion einfach durchzustehen, und auch ich habe das in meiner »Frühphase« so gehandhabt. Inzwischen glaube ich aber, dass man das Geschehen auch sanfter gestalten und es dem Körper somit leichter machen kann, mit der Situation zurechtzukommen. Tritt eine solche Reaktion auf, unterbrechen Sie am besten zunächst Phase 1 und wechseln zu Phase 2. Sobald die Symptome mithilfe der unten aufgelisteten unterstützenden Maßnahmen vollständig abgeklungen sind, können Sie zu Phase 1 zurückkehren und sie fortsetzen. Kommt es erneut zu Reaktionen, wiederholen Sie den Prozess, bis keine Reaktionen mehr auftreten.

Damit es gar nicht erst zu unerwünschten Reaktionen kommt, versuchen wir, jegliche Art von frei werdenden Giftstoffen bereits im Darm abzubinden. Dafür nehmen wir Stoffe mit möglichst großer Oberfläche zu uns, wie sie zum Beispiel in der beliebten und bekannten Morosuppe vorkommen: Diese Möhrensuppe wurde vom Kinderarzt Dr. Moro erdacht, um Kindern mit schweren Magen-Darm-Infekten zu helfen. Durch den Verarbeitungsprozess bekommen die Möhren eine riesige Oberfläche. Die einzelnen Möhrenpartikel haben gute Bindungseigenschaften und binden so Endotoxine im Darm. Ähnlich, aber nicht ganz so gut, funktioniert ein

Möhrensalat aus geriebener Möhre. Allerdings sollten Sie, wenn Sie unter stärkeren Magen-Darm-Beschwerden leiden, zunächst erst mal auf Rohkost verzichten.

Das Prinzip der Morosuppe ist dasselbe wie bei Aktivkohle. Eine Kohle-Comprette hat die Gesamtoberfläche eines Fußballfeldes und kann entsprechend große Mengen Giftstoffe binden. Ich arbeite gerne mit Aktivkohle, da sie kostengünstig und nebenwirkungsarm ist. Man muss sich allerdings klarmachen, dass fast alle Binder auch Medikamente und Mineralstoffe im Darm binden. Daher sollten Nahrungsergänzungsmittel und Medikamente mit möglichst großem Abstand zueinander eingenommen werden.

Da wir in Phase 1 versuchen, dem Darm so viel Verdauungsleistung wie möglich abzunehmen, finden sich hier viele Rezepte mit püriertem oder gestampftem Gemüse. Das hilft den Verdauungsorganen dabei, so vollständig wie möglich zu verdauen und dadurch eine Heilung zu erzielen. In dieser Phase kommt generell alles, was gegessen wird, gekocht auf den Tisch. Gleichzeitig entfernen wir die Bestandteile des Gemüses, die entzündliche Eigenschaften haben können, weil sie Verdauungshemmer enthalten: also die Schale und die Kerne der Pflanze. Früchte mit kleinen und harten, unzerkaubaren Kernen, wie zum Beispiel Himbeeren, dürfen Sie trotzdem essen, sofern sie reif sind und Saison haben.

In Phase 1 konzentrieren wir uns auf sehr lektinarmes Gemüse, auf Eier, einige wenige Obstarten (nur wenn sie Saison haben) und Fleisch von Weide- und artgerecht gehaltenen Tieren. Bei Geflügel und Schwein ist es sehr schwierig, Fleisch von Tieren zu bekommen, die nicht mit Getreide gefüttert wurden. Deshalb würde ich in dieser Phase auf Geflügel verzichten und nur Wildschwein essen. Generell ist Wild eine gute Alternative. Sie sollten aber darauf achten, dass die Tiere nicht mit Bleischrot geschossen wurden, da diese stark erhöhte Bleimengen enthalten.

Wer gerne Meeresfrüchte und Fisch isst, kann überwiegend bei diesen Produkten bleiben. Allerdings ist Seefisch zum Teil extrem mit Schwermetallen belastet. Dabei gilt: Je größer der Fisch, desto höher die Quecksilberbelastung. Thunfisch, Hai und Schwertfisch sind am stärksten betroffen. Schillerlocken aus Haifleisch sind zum Teil so stark mit Quecksilber belastet, dass regelmäßig darüber diskutiert wird, sie als Nahrungsmittel zu verbieten. Bei den fetten Seefischen befinden Sie sich mit Hering und Sardine auf der sichereren Seite, darüber hinaus sollten Sie weißen Fisch und Meeresfrüchte bevorzugen. Fische, die sich viel in Meeresbodennähe aufhalten, zeigen zum Teil wiederum hohe

Arsenbelastungen. Das gilt besonders für Schollen. Da im Moment noch unklar ist, ob das hier vorhandene Arsenobetain für uns Menschen schädlich ist oder nicht, sollten wir uns bei solchen Fischen eher zurückhalten.

Wenn Sie allerdings komplett auf tierische Produkte verzichten möchten, decken Sie Ihren Eiweißbedarf am besten mit einem lektinfreien Erbsenproteinpulver. Außer Hanfsamen gibt es kaum eine andere lektinarme vegane Proteinquelle. Möglicherweise können Sie aber auch schneller wieder Hülsenfrüchte in Ihre Ernährung einführen, vor allem rote Linsen. In diesem Fall empfehle ich, Verdauungsenzyme einzunehmen, die die Verdauung unterstützen. In Phase 1 sollte man jedoch auf keinen Fall Hülsenfrüchte verzehren.

Beginnen sollten Sie Phase 1 mit ein bis zwei Suppentagen, da dies den Heilungsprozess besonders schnell in Gang bringt. Wen es aber schon beim Gedanken an eine reine Suppenphase gruselt, der kann sie auch weglassen. Eventuell dauert es dann etwas länger, bis sich die Darmschleimhaut erholt hat. Nach Möglichkeit sollten Sie nur Gemüse und Fleisch aus kontrolliert biologischem Anbau kaufen. Um dabei Ihren Geldbeutel nicht allzu stark zu strapazieren, lohnt ein Blick auf die Homepage der Environmental Working Group (www.ewg.org). Hier können Sie nachlesen, welche Gemüse man aktuell auch problemlos aus nicht biologischem Anbau verzehren kann. Darüber hinaus produzieren viele kleine Bauern vor allem aus der Slow-Food-Bewegung nach Standards, die eine Biozertifizierung erlauben würden, erwerben jedoch aus Kostengründen kein Zertifikat. Hier kann sich ein direkter Hofbesuch lohnen. Vor allem bei Eiern ist es sinnvoll, sich die Haltebedingungen anzuschauen.

Ich kaufe Eier, manchmal Rohmilch von der Jersey-Kuh und Fleisch, wenn gerade geschlachtet wurde, bei einem Bauern in unserer unmittelbaren Umgebung. Ich habe ein sehr gutes Gefühl dabei, wenn meine Kinder die Eier, die am nächsten Tag in unserer Pfanne landen, selbst unter dem gesund und glücklich wirkenden Huhn herausnehmen dürfen.

Bei Weiderindern besteht mitunter die Möglichkeit, das Fleisch zu guten Preisen in großer Menge beispielsweise als Viertel zu kaufen. Über den Service »Kauf ne Kuh« (www.kaufnekuh.de) kann man im Internet auch spezielle Einzelstücke bestellen, die aber zum Teil eine lange Lieferzeit haben. Frischen Fisch in hervorragender Qualität aus Wildfang sowie Meeresfrüchte aller Art bekommt man ebenfalls online bei »Deutsche See« (www.deutschesee.de). Gutes Fleisch und guter Fisch haben ihren Preis. Deshalb empfehle ich, lieber seltener sehr gute Produkte zu essen als jeden Tag günstige.

Knochen- und Fleischbrühe sind eine weitere Möglichkeit, seinem Körper gute Aminosäuren zuzuführen – vor allem solche, die in eher geringer Menge in Muskelfleisch enthalten sind und bei denen wir aufgrund unserer heutigen Ernährung schnell Mängel entwickeln. Dafür lassen sich auch weniger hochwertige Fleischstücke verwerten, und damit bekommen Speisen sehr viel natürlichen Geschmack. Wer die Mühe scheut, sie selbst zu kochen, kann inzwischen auch fertige Knochenbrühe vom Rind oder vom Huhn im Internet erwerben. Hat man sich erst einmal daran gewöhnt, kann eine Knochenbrühe mit einem Klecks Butter auch ein gutes und lang sättigendes Frühstück sein und eine herzhafte Alternative zu Kaffee oder Chai.

ERLAUBTE NAHRUNGSMITTEL IN PHASE 1

Gemüse: alle grünen Blattgemüse wie Kohl, Grünkohl, Wirsing, Blumenkohl, Brokkoli, Kohlrabi, Spinat, Mangold, Feldsalat, Eisbergsalat, Endivie, Chicorée und Ähnliches; stärkehaltiges Gemüse wie Möhren, Pastinaken, Shiitakepilze, Champignons, Rote Bete. Achtung: Bei einer möglichen Fruktoseunverträglichkeit oder Problemen mit FODMAPs, also bestimmten kurzkettigen Kohlenhydraten und Zuckeralkoholen, die von Natur aus in vielen Nahrungsmitteln enthalten sind, ist Vorsicht geboten! Wer trotz einer langen Kochzeit und eventuell der Einnahme von Verdauungsenzymen unter verstärkten Blähungen leidet, sollte diese erst einmal weglassen.
Gewürze: alle grünen Gewürzkräuter wie Basilikum, Majoran, Dost, Thymian, Petersilie und Koriander, Knollengewürze wie Ingwer und Kurkuma sowie Rinde wie Zimt.
Obst: kleine Mengen Traubensaft und Beeren der Saison oder Tiefkühlware: Wildheidelbeeren sollte man Kulturheidelbeeren vorziehen; Avocados: Sie gehören zum Obst, haben einen sehr hohen Ballaststoffanteil und dürfen als Einzige schon in Phase 1 roh gegessen werden. Wer nicht daran gewöhnt ist, viele Ballaststoffe zu sich zu nehmen, kann dadurch erst einmal Blähungen bekommen. Daher sollte man vorsichtig mit dem Verzehr beginnen, damit sich der Körper daran gewöhnen kann.
Fleisch: Deichlamm, Wild, Rind aus Weidehaltung.
Fisch und Meeresfrüchte: Süßwasserfisch, Kabeljau, Oktopus, Muscheln, fetter Fisch aus Wildfang, Garnelen aus Wildfang oder in Bioqualität.

MÖGLICHE KÖRPERLICHE REAKTIONEN IN PHASE 1

In den ersten Tagen der Umstellung kann es zu starken Kopfschmerzen und grippeartigen Symptomen kommen. Dagegen ergreifen Sie am besten sofort die unterstützenden Maßnahmen. Halten die Beschwerden an, sollten Sie zu Phase 2 wechseln und erst wieder mit Phase 1 beginnen, sobald die Symptome abgeklungen sind.

Die Beschwerden können durch ein Absterben von »schlechten« Bakterien und Pilzen ausgelöst werden, aber auch Entzugssymptome oder Symptome eines mit Glukose unterversorgten Gehirns sein. Außerdem führt die Ernährungsumstellung samt dem Weglassen von Industrienahrungsmitteln zu einem starken Ausschwemmen über die Niere. Dabei geht zum einen recht viel Wasser verloren, was Kopfschmerzen begünstigt. Grünes Blattgemüse enthält von Natur aus sehr viel Kalium, möglicherweise sind aber trotzdem zusätzliche Gaben von Kalium hilfreich. Wenn kein Bluthochdruck bekannt ist, sollten Sie reichhaltig salzen, um einem Natriumverlust vorzubeugen.

Hilfreiche Supplemente für Phase 1: Magnesium, Kalium, Aktivkohle, Multipräparat, Mariendistel, Verdauungsenzyme, versuchsweise Magensäure. Unterstützende Maßnahmen: viel trinken, um die Niere in ihrer Entgiftungsfunktion zu unterstützen. Da hierbei Elektrolyte verloren gehen, müssen sie in ausreichender Menge wieder zugeführt werden. Lymphdrainagen, Massage und Sauna helfen dabei, frei gewordene Giftstoffe auszuscheiden.

Phase 1 sollte wenn möglich mindestens eine Woche und höchstens zwei Wochen durchgeführt werden.

PHASE 2: BEGINNENDER AUFBAU

Vorsichtig führen Sie nun auch weniger lang gegartes und dann rohes Gemüse ein. Diese Phase teilen Sie am besten auf: Blanchieren Sie jedes Gemüse vor dem Verzehr noch zwei Wochen lang zumindest kurz und beginnen Sie erst anschließend damit, auch wieder rohes Gemüse zu knabbern. Die Ernährung bleibt aber stark lektinarm. Phase 2 sollte mindestens vier Wochen dauern.

Wie viele stärkehaltige Quellen Sie danach wieder einführen, müssen Sie für sich selbst ausprobieren. Ist Ihr Darm hartnäckig fehlbesiedelt, können durch die vermehrte Wiedereinführung von Stärkequellen wieder Symptome auftreten, die mit dieser Fehlbesiedlung zusammenhängen.

Da einige Bakterien einen Biofilm ausbilden – eine Art Überzug, der sie davor schützt, angegriffen zu werden –, kann es bei hartnäckigen Beschwerden dieser Art nützen, einen Biofilmbrecher zu verwenden – also eine Kombination verschiedener Enzyme, die den Biofilm zerstören und unserem Körper die Chance geben, die Bakterien zu verdauen. Ähnlich wie in Phase 1 kommt es dabei mitunter zu starken Symptomen durch das Absterben der Bakterien. Dann pausieren Sie mit der Einnahme, greifen zu den unterstützenden Maßnahmen von Phase 1, bis die Beschwerden wieder abgeklungen sind, und nehmen dann die Enzyme wieder ein. Dieses Prozedere wiederholen Sie so lange, bis keine Beschwerden mehr durch die Biofilmbrecher auftreten.

AUFGEPASST BEI GEFLÜGEL!

Manche von uns reagieren tatsächlich schon heftig auf die noch im Fleisch enthaltenen Lektine. Und da Geflügel selbst bei artgerechter Haltung eigentlich immer mindestens teilweise mit Getreide gefüttert wird, sollten Sie Geflügelfleisch erst nach weiteren zwei bis drei Wochen wieder einführen, um feststellen zu können, ob es Symptome verursacht. Die können vielfältig sein, die häufigsten sind jedoch:

- Magen-Darm-Trakt: Bauchschmerzen, Sodbrennen, Übelkeit, Durchfall, Verstopfung, Blähungen, Völlegefühl, Unverdautes im Stuhl;
- Verschlimmerung einer chronischen Erkrankung;
- Stimmungsprobleme: Stimmungsschwankungen, Depression, Stressintoleranz, erhöhte Ängstlichkeit und Nervosität;
- Probleme mit Schleim: laufende oder verstopfte Nase, Asthma, Schleim im Hals, schleimiger Husten;
- Schmerzen: Muskelschmerzen, Sehnenschmerzen, Bänderschmerzen;
- Heißhunger auf Fett, Zucker, Koffein, Kohlenhydrate;
- Energie: insgesamt reduzierte Energie, Energieverlust am Nachmittag, Erschöpfung, extreme Erschöpfung bis hin zu nahegehender Ohnmacht zwei bis drei Stunden nach dem Essen;
- Hirn: Schwindel, dicker Kopf, verwaschenes Denken, Hibbeligkeit;
- Konzentrationsschwäche;
- Haut: Rötungen, Akne, trockene Haut, Pickel, trockene Haare, rote Flecken und anderes;
- Niesen, juckender Mund und Augen;
- Husten und häufiges Räuspern;
- Kopfschmerzen und leichte Migräne;
- Schlafstörungen: Einschlafstörungen, Durchschlafstörungen.

ERLAUBTE LEBENSMITTEL IN PHASE 2

Getreide und Pseudogetreide: Hirse.
Getreideersatzquellen: Maniok, Kochbananen, Kastanien und Mehle daraus.
Gemüse: alles außer Kürbis, Zucchini, Gurke, Tomate, Chili, Paprika, Gojibeeren, Auberginen; in dieser Phase kommen auch Süßkartoffeln wieder hinzu.
Obst: reifes regionales und saisonales Obst, Flugobst aus den Tropen (zum Beispiel Mango, Bananen und Ähnliches). Ich betone »Flugobst« hier ganz bewusst, da normale Supermarktware unreif geerntet wird und dann (künstlich) nachreift – und somit kein natürlich gereiftes Obst ist. Flugobst lässt sich bei einigen Onlineversand-Adressen bestellen. Grundsätzlich sollte man maximal ein Stück Obst pro Tag verzehren, und damit ist keine ganze Wassermelone gemeint.
Pilze: alle Sorten.
Nüsse und Saaten: Nachdem in Phase 1 keine Nüsse und Saaten erlaubt waren, darf man sie in Phase 2 fast alle wieder essen, außer Cashewkerne. Die gehören nämlich nicht zu den Nüssen, sondern zu den Hülsenfrüchten. Die Cashewnuss hat ein so aggressives Lektin, dass die Pflückerinnen bei der Ernte Handschuhe tragen müssen. Auch wenn die Cashewnuss die leckerste Ersatzmilch erzeugt, sollten Sie sie meiden.
Fleisch: Wildschwein oder sogenanntes Apfelschwein – dieses wird zu einem großen Teil mit Äpfeln gefüttert, erhältlich im Bioladen oder vielen Metzgern –, Weiderind, Deichlamm, Geflügel aus Freilandhaltung.
Fisch: Bio-Zuchtfisch mit weißem Fleisch, Wildfang, Meeresfrüchte und Muscheln.

PHASE 3: FORTGESCHRITTENER AUFBAU

In der dritten Phase machen wir uns auf die Suche nach weiteren Stärkequellen und schauen, wie wir uns das Leben leichter machen können. Versuchsweise können Sie wie auf Seite 62 beschrieben gegarte kleine weiße Bohnen, geschälte Kichererbsen und rote Linsen wieder einführen. Viele Menschen kommen auch sehr gut mit Reis oder Hafer zurecht. Beides können Sie vorsichtig testen. Wichtig ist, nicht gleich mit einer großen Menge zu beginnen und sie mit guten Fetten zu kombinieren. Ich persönlich nutze gerne reine Caprylsäure, auch bekannt als C8-Öl. Diese mittelkettigen Fettsäuren (MCT-Fette) haben lediglich ein sehr niedriges entzündliches Potenzial und werden nicht im Darm zu freien Fettsäuren abgebaut, sondern bilden in unserer Leber Ketone, die unser Gehirn mit viel direkter Energie versorgen, ohne unseren Blutzuckerspiegel negativ zu beeinflussen. An MCT-Fette muss man sich aber langsam und vorsichtig gewöhnen. Nimmt man ohne eine vorsichtige Gewöhnung zu viel auf einmal zu sich, kann es zu erheblichen Magen-Darm-Problemen kommen.

Außerdem führen wir versuchsweise die Nachtschatten- und Kürbisgewächse wieder ein. Für diese gilt: Sie sollten möglichst immer geschält und entkernt werden. Cayennepfeffer besteht beispielsweise aus entkernten Chilischoten, weshalb ihn viele Menschen viel besser vertragen als Chili selbst. Zunächst sollten Sie diese Gemüse am besten im Schnellkochtopf kochen. Klappt das problemlos, versuchen Sie ruhig auch einmal rohe Varianten.

Die Verträglichkeit relativ stark lektinhaltiger Nahrungsmittel ist bei ihrer Einführung sehr individuell. Das ist wichtig zu wissen. Deshalb sollten Sie maximal alle 72 Stunden ein neues Nahrungsmittel hinzunehmen und beobachten, ob danach Symptome auftreten. Passiert nichts, gilt das Nahrungsmittel als wieder eingeführt. Kommt es zu Symptomen, kehren Sie zur Ernährung von vorher zurück und unternehmen Sie nach einer Woche einen erneuten Versuch. Tauchen abermals Symptome auf, gilt das Nahrungsmittel als unverträglich und kann nicht wieder eingeführt werden.

Ich selbst konnte von den Lebensmitteln aus Phase 3 nur Reis und Fleisch wieder einführen. Alles andere ist für mich auch noch nach mehreren Jahren unverträglich. Das ist natürlich hart, aber man gewöhnt sich daran.

Fragt man Menschen zum Beispiel danach, was sie frühstücken, dann bekommt man meist die gleiche Antwort: Cornflakes mit Milch oder ein Brötchen mit Marmelade. Erst wenn wir diese geliebte Mahlzeit nicht mehr essen dürfen, haben wir das Gefühl, uns jeden Tag mit etwas anderem stärken zu müssen und durch diese Restriktionen enorm eingeschränkt zu sein. Doch hat man erst einmal Eier mit Kimchi oder Butterkaffee als Frühstück etabliert, wie ich in meinem Fall schon sehr lange, dann stört es nicht mehr, meist das Gleiche zu frühstücken.

Bei den anderen Mahlzeiten braucht man in erster Linie ein bisschen Kreativität. Bei uns gibt es nur ganz selten zweimal das Gleiche innerhalb eines Monats, und das trotz all der Lebensmittel, die ich nicht esse. Denn meine Familie isst meist mit mir und erhält maximal etwas dazu. Da ich wahnsinnig gerne Dinge probiere und mich von Ideen und Rezepten von überall rund um den Globus inspirieren lasse, wird es nie langweilig.

IN PHASE 3 KOMMEN HINZU

Hülsenfrüchte: rote Linsen, geschälte Kichererbsen, kleine weiße Bohnen.
Getreide: glutenfreier Hafer, Reis.
Pseudogetreide: im Schnellkochtopf gegarter Buchweizen, Quinoa und Amaranth.
Gemüse: Tomaten, Auberginen, Paprika, Chili, Kartoffeln, Gojibeeren.

PHASE 4: MEHR GENUSS ZUM SCHLUSS

Es werden Milchprodukte von Schaf, Ziege und Alpha-2-Kühen wieder eingeführt, sofern man diese bekommen kann. Wer ethnologisch eher aus Nordeuropa stammt und Milchprodukte sehr mag, tauscht die Phasen 3 und 4. Mit einem schön lange gereiften Parmesan, einem cremigen Ziegenkäse oder einem Manchego bleiben selbst bei Feinschmeckern kaum noch Wünsche offen. Die größte Hürde, nämlich alles frisch zuzubereiten und nicht auf Fertigprodukte zurückzugreifen, sollte zu diesem Zeitpunkt schon lange überwunden sein.

Ich komme mit Milchprodukten sehr gut zurecht, mit fast allen in Phase 3 genannten Produkten jedoch nicht. Das betone ich noch einmal, um klarzumachen, wie unterschiedlich jeder Einzelne Nahrungsmittel verträgt.

IN PHASE 4 KOMMEN HINZU

Milchprodukte: von Schaf, Ziege und Alpha-2-Kühen.

UND SPÄTER ...

Wenn wir Lektine zunehmend nicht mehr vertragen oder auf sie immer empfindlicher reagieren, vor allem weil das Gleichgewicht unserer Darmflora gestört ist und sehr viele andere Stressfaktoren hinzukommen, besteht die Chance, sie wieder besser zu vertragen, sobald diese Dinge erfolgreich behandelt wurden. Vielleicht können wir sogar Sauerteigbrote wieder in unsere Ernährung aufnehmen. Es lohnt sich also, bestimmte Tests, wie zum Beispiel den LTT-Test, nach einer gewissen Zeit zu wiederholen.

Eine Autoimmunerkrankung hat sich in den meisten Fällen über einen langen Zeitraum hinweg entwickelt, bevor Symptome auftraten. Aus diesem Grund steht nicht zu erwarten, dass es innerhalb von wenigen Tagen oder Wochen spontan zu einer kompletten Verbesserung kommt. In einigen Fällen ist das zwar so, und wer das erlebt, kann sich glücklich schätzen, doch vor allem bei einer erheblichen Schädigung des Darms dauert es lange, bis auch die tiefen Darmschichten heilen. Daher sollten Sie sich mindestens sechs Monate lang lektinarm ernähren.

Dabei ist es extrem wichtig, sich in dieser Zeit wirklich hundertprozentig an die einzelnen Ernährungsphasen zu halten und nicht zum Beispiel »ab und zu« einmal Gluten zu essen. Wie ich bereits erwähnt habe, ist das 80:20-Prinzip für jemanden sinnvoll, der seine Gesundheit und sein Energielevel grundsätzlich verbessern will, aber sonst keine gesundheitlichen Probleme hat. Bei einer Autoimmunerkrankung hingegen liegen andere Grundvoraussetzungen vor.

Ähnlich wie bei einer Diät ist nichts so frustrierend, wie sich durch seine Ernährung eingeschränkt zu fühlen, ohne ein Ergebnis zu erzielen. Und ähnlich wie bei einer Diät geschieht das fast immer dadurch, dass gelegentliche Ausnahmen den Erfolg verhindern. Auch wenn ich sechs Tage die Woche jede Menge Energie einspare, werde ich kein Gramm abnehmen, falls ich einmal die Woche viermal so viel esse, wie mein Körper benötigt. Dafür fühle ich mich aber stark eingeschränkt. Dies ist der perfekte Boden, um aufzugeben und für sich zu beschließen, dass all diese Restriktionen sowieso keinen Sinn haben.

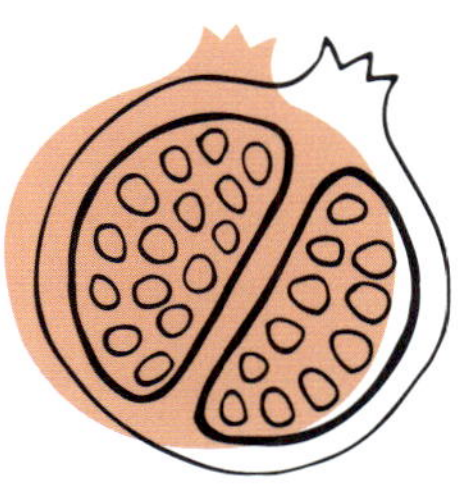

TÄGLICH FRISCH KOCHEN

Bei einer Umstellung auf eine »cleane« Ernährungsweise fällt die frische Zubereitung der Speisen viel schwerer ins Gewicht als die Verbote. Sie erfordert nämlich ziemlich viel Zeit, und man kann nicht einfach etwas Fertiges kaufen und in sich hineinfuttern. Doch das ist in erster Linie eine Gewöhnungsfrage, wie ich finde. Ultraschnelle Rezepte, wie man sie im Rezeptteil ab Seite 120 findet, erleichtern das Ganze enorm. Dazu möchte ich auch auf ein paar Küchenhelfer nicht mehr verzichten, mit deren Hilfe sich der Lektingehalt bestimmter Nahrungsmittel auch noch drastisch reduzieren lässt. Anfangs meint man vielleicht, pausenlos in der Küche zu stehen, aber mit der Zeit bekommt man immer mehr Übung, schafft es besser vorauszuplanen und gewöhnt sich an, frisches und gesundes Essen zu kochen.

EIN PRAKTISCHES BEISPIEL: MEIN ALLTAG

1. WOCHENPLANUNG

Ich erstelle immer einen Essensplan für die ganze Woche, schreibe dazu eine Einkaufsliste und gehe nur einmal in der Woche einkaufen. Deshalb haben wir einen sehr großen Kühlschrank und einen ebenso großen Tiefkühlschrank, deren relativ hohe Anschaffungskosten sich in jedem Fall gelohnt haben. Denn das spart im Alltag enorm viel Zeit und reduziert Stress.

Immer wenn ich das erzähle, bekomme ich zu hören: »Ja, das würde ich auch gerne machen, aber ich kriege mich einfach nicht organisiert.« Meiner Meinung nach ist auch hier der erste Schritt der schwerste. Wer sich mit der Planung einer ganzen Woche zunächst überfordert fühlt, kann erst einmal jeweils drei Tage planen und dafür alles einkaufen. Mit der Zeit wird man immer schneller und besser in der Planung.

Ich kann inzwischen notfalls beim Einkaufen quasi einen Wochenplan im Kopf erstellen, den ich dann erst hinterher aufschreibe. Das führt allerdings meist dazu, dass ich jede Menge Dinge mitnehme, die nicht nötig gewesen wären. Deswegen ist diese Methode nicht empfehlenswert. Dass man nämlich kaum noch Lebensmittel wegwirft und viel Geld spart, ist ein weiterer enormer Vorteil eines Wochenplans.

Bei meiner Wochenplanung überlege ich auch, für welche Tage es sinnvoll ist, vorzukochen oder ein Gericht im Slow Cooker zuzubereiten. Trotz eines langen Arbeitstages soll das Familienessen ja auf dem Tisch stehen, sobald alle zu Hause sind, und nicht erst Stunden später. Alternativ kann man für solche Tage eine kalte oder schnell zubereitete Mahlzeit einplanen.

Mehrmals in der Woche muss ich zum Beispiel mit meinen Kindern zu ihrem jeweiligen Sporttraining. Danach sind wir nicht nur sehr spät zu Hause, sondern beide haben dann so unglaublichen Hunger, wie nur heranwachsende Jungs ihn haben können. Falls dann nicht sofort etwas zu essen auf dem Tisch steht, ist Ärger vorprogrammiert. Das Einfachste ist in solchen Fällen natürlich, ein Dosen- oder Mikrowellenessen zu erwärmen. Hat man aber ein Essen aus dem Slow Cooker geplant, wie etwa Hackbällchen auf einem Spinatbett und gebackene Süßkartoffeln, so erwartet einen schon der angenehme Geruch des fertigen Gerichts, sobald man zur Tür hereinkommt. Die Süßkartoffeln kann man am Vortag garen und man muss sie dann nur kurz aufwärmen. So bekommt die ganze Familie eine gesunde und nahrhafte Mahlzeit ohne den geringsten Stress.

Natürlich geht auch bei uns immer wieder einmal etwas schief, zum Beispiel wenn morgens der Wecker nicht geklingelt hat, ein Kind die Hausaufgaben nicht gemacht hat, das Frühstück sich auf dem Boden verteilt oder was auch immer, infolgedessen die Slow-Cooker-Mahlzeit nicht vorbereitet wurde. Für solche Fälle ist es gut, immer einen Plan B aus gegrillter Hähnchenbrust, Avocado, Salat und fertigen Maniokbrötchen oder Ähnlichem in der Hinterhand zu haben.

2. VORKOCHEN

Wer in der Woche fast keine Zeit hat, für den kann ein Vorkochen der kompletten Mahlzeiten hilfreich sein. Bereitet man am Wochenende von einem Gericht vier bis fünf Portionen zu, von denen man unter der Woche nur zwei verbraucht, hat man bald einen ansehnlichen Vorrat an selbst gekochten »Fertiggerichten«, dank derer man in stressigen Zeiten auch einmal gar nicht kochen muss.

Warnen muss ich leider vor vorgekochten Gerichten, die für die ganze Woche im Kühlschrank aufbewahrt werden. Lagert man bereits gegarte Lebensmittel, entsteht Histamin (das passiert auch bei ungegarten Lebensmitteln, aber in weit geringerem Umfang). Und eine Fehlbesiedlung des Darms, Nahrungsmittelallergien und Sensitivitäten gehen des Öfteren mit einer vermehrten Histaminbildung einher. Dazu kommt bei Autoimmunerkrankungen auch die genetisch bedingte verminderte Fähigkeit, vermehrt Histamin abzubauen. Viele bemerken erst, dass sie unter einer Histaminintoleranz leiden, wenn ihre Beschwerden nach einer Ernährungsumstellung, bei der viel vorgekocht wird, wesentlich schlimmer statt besser werden. Daher empfehle ich, lieber Mahlzeiten für den Tiefkühlschrank vorzukochen und sie dann möglichst zügig aufzutauen, wenn sie gegessen werden sollen.

Super vorbereiten lassen sich auch Einzelportionen fürs Mittagessen: Dafür zum Beispiel 1 Stück Kabeljau, 2 gefrorene Würfel Spinat und 1 gewürfelte Süßkartoffel in einen Gefrierbeutel geben und mit etwas Wasser und Salz am Tag des Verzehrs einfach 15 Minuten in einen Topf oder noch schneller 3 Minuten in den Slow Cooker geben – fertig. Solche Kombinationen sind großartig als Mittagessen im Büro. Im schlimmsten Fall lassen sie sich auch in der Mikrowelle zubereiten, selbst wenn der Nährstoffgehalt darunter ziemlich leidet.

3. SO EINFACH WIE MÖGLICH

Gemüse – Proteinquelle – Stärkequelle, fertig. Aus diesen drei Komponenten besteht in den meisten Fällen die perfekte schnelle Mahlzeit. Ob es nun gedämpfte Hühnerbrust mit Möhren und Süßkartoffeln, Rinderfilet mit Maniokpommes und Brokkoli oder Spiegeleier mit Spinat und Süßkartoffelbrei ist, die Zubereitung erfordert maximal 20 Minuten und weder viel Können noch Kreativität. Mithilfe von naturbelassenen Gewürzmischungen ohne Geschmacksverstärker, wie sie es zum Beispiel in Bioläden gibt, lassen sich diese Gerichte sehr abwechslungsreich würzen – obwohl es meiner Meinung nach durchaus eine schöne Lernaufgabe ist, ein Gericht nur mit einer Sorte Kräuter wie beispielsweise frischem Thymian und einem guten Salz abzuschmecken. Sind die Zutaten hochwertig, lernt man vielleicht zum ersten Mal den großartigen Geschmack von frischem Spinat kennen, und nicht den von Fertigspinat »mit dem Blubb«.

Auch hier ist die Wochenplanung hilfreich. Am Wochenende gibt es bei uns meist aufwendigere Gerichte, die etwas Besonderes sind. Auch an Tagen, an denen ich mit den Kindern am späten Nachmittag zu Hause bin, plane ich gerne etwas aufwendiger, da ich wirklich gerne koche. Weiß ich aber bereits, dass der Tag stressig wird, gibt es ein Drei-Komponenten-Essen. Perfekt sind die auch zum Mittag, obwohl es für extrem beschäftigte Menschen, zu denen ich mich auch selbst zählen würde, überaus hilfreich sein kann, tagsüber überhaupt nicht mehr auf Essen angewiesen zu sein.

Mich persönlich hat es enorm erleichtert, tagsüber nichts mehr zu essen, und es hilft mir, meinen Alltag besser und stressfreier zu bewältigen. Weil ich mich morgens nur noch darum kümmern muss, das Frühstück für die Kinder fertig zu machen, nicht aber mein eigenes, ist der Ablauf morgens viel entspannter und zügiger geworden. An langen Praxistagen esse ich bis 17 Uhr nicht, sondern mache eine sogenannte Warrior-Diät. Nicht essen zu müssen, eröffnet mehr Zeit und Raum für andere Aktivitäten und macht deutlich freier. Doch Achtung: Ein derart strenges Fastenregime sollte nicht in akuten Schüben und in einem Stadium der Autoimmunerkrankung eingehalten werden, in dem alle Symptome deutlich ausgebildet sind.

NÜTZLICHE KÜCHENHELFER

Meine erste eigene Küche bestand aus einem Schrank über dem Herd und zwei Kochplatten. Von meiner Familie bekam ich eine Mikrowelle mit Backofenfunktion, die ihren Platz auf der Waschmaschine im Bad fand. Dennoch kochte ich mir schon damals fast jeden Tag ein- bis zweimal ein warmes Essen und aß niemals Fertigprodukte – getreu meinem Schwur, den ich nach meinem Auszug abgelegt hatte. Ich kann mit gutem Gewissen behaupten, dass es bei mir während meines gesamten Studiums nicht ein einziges Mal Tiefkühlpizza oder -lasagne gab. Zumindest nicht bei mir zu Hause. Bei Kommilitonen habe ich diese Klassiker der Studentenküche schon ab und zu einmal mitgegessen. Damals lebte ich mit zwei Töpfen, einer Pfanne und einem Entsafter als einzigem Küchengerät, da ich schon damals hin und wieder kurze Saftkuren machte. Über die Jahre wurden es immer mehr Küchenhelfer, und ich muss gestehen, dass ich wohl so ziemlich jeden Quatsch in dieser Richtung ausprobiert habe. Ich liebe Küchenutensilien einfach. Das meiste erwies sich als vollkommen unnütz, doch auf einige Helfer möchte ich auf keinen Fall mehr verzichten und ich kann sie vor allem berufstätigen Müttern, aber auch allen anderen Menschen mit einem stressigen Lifestyle nur sehr ans Herz legen.

GUTES MESSER

Das ist doch selbstverständlich, denken Sie? Nun, ich koche gerne und häufig auch mit Freunden und stelle immer wieder fest, dass die meisten kein gutes Küchenmesser besitzen. Um vernünftig und zügig schneiden zu können, braucht man ein großes und sehr scharfes Küchenmesser. Im Prinzip gibt es hier zwei Varianten: das deutsche Chefmesser mit einer gebogenen Klinge oder das japanische Santokumesser mit einer geraden Klinge. Die Arbeit mit einem Santokumesser ist ein wenig sicherer als mit einem deutschen Chefmesser.

Es lohnt sich, sich mit Messertechniken zu befassen. Ist man nämlich in der Lage, vernünftig mit einem Messer umzugehen, verkürzt sich die Zeit in der Küche drastisch. Wer mag, kann hierzu Kurse besuchen oder sich das Wissen bei YouTube und Co. aneignen. Und dann heißt es: üben, üben, üben. Mit der Zeit kann man Gemüse dann ähnlich schnell klein scheiden wie die Köche im Fernsehen und muss sein Geld nicht in teure und meist sinnlose Küchengeräte investieren, die versprechen, das elektronisch zu tun. Ich habe sie alle probiert und festgestellt: Es geht nichts über ein gutes Messer!

KÜCHENHOBEL

Das Einzige, was man mit einem guten Messer vielleicht nicht so optimal hinbekommt, sind sehr dünne Scheiben Gemüse. Auch für die Herstellung von Sauerkraut ist ein guter Gemüsehobel notwendig. Aber Vorsicht: Die Dinger sind unglaublich scharf, daher immer den Schneidschutz verwenden!

INSTANT POT

Dieser kanadische Schnellkochtopf vereint die Funktionen von sieben Küchengeräten in sich und hat gegenüber dem Klassiker gleich mehrere Vorteile:

- Er hat so viele Sicherheitshintertüren, dass nichts passieren kann.
- Ein Hoch- und Runterstellen und die Gefahr des Überdrucks wie beim gewöhnlichen Schnellkochtopf entfallen.
- Er heizt langsam und gleichmäßig zügig hoch, daher brennen Lebensmittel fast nie an.
- Er lässt sich programmieren und hält stundenlang warm, wenn man mag.

Damit ist er ideal für Berufstätige, die das Essen fertig haben möchten, sobald sie nach Hause kommen. Wer sich das nicht traut oder gerne einmal vergisst, im Voraus zu kochen, für den sind die extrem verkürzten Garzeiten im Instant Pot vermutlich die Rettung, wenn er ganz dringend und schnell etwas zu essen haben möchte. Der Druck im Topf reduziert den Lektingehalt von Nachtschattengewächsen und Pseudogetreiden erheblich. Dennoch müssen Sie natürlich auch hier wieder die individuelle Verträglichkeit austesten. Sehr nützlich ist der Instant Pot auch für unterwegs, da er lediglich eine Steckdose benötigt und Sie dadurch nahezu überall Ihre eigenen Mahlzeiten zubereiten können.

SLOW COOKER

In den USA bereits gang und gäbe, halten diese extrem nützlichen Kochgeräte erst nach und nach Einzug in die europäischen Haushalte. Sie haben den Energieverbrauch von einer 180-Watt-Glühbirne (die es zwar nicht mehr gibt, aber egal), machen jedes Fleisch butterzart, während das mitgegarte Gemüse trotzdem bissfest bleibt, und erlauben durch ihre Programmierungsmöglichkeiten, dass das Essen fertig ist, wenn man von der Arbeit zur Tür hereinkommt. Dazu macht sie ihre niedrige Gartemperatur sehr sicher.

Man bekommt Slow Cooker in verschiedenen Größen: für einen Singlehaushalt genauso wie für eine Großfamilie. Die größeren Töpfe eignen sich bestens, um große Mengen eines Gerichtes vorzukochen und dann portionsweise einzufrieren. So mache ich es zum Beispiel oft mit Saucen und Suppen. Auch zur Zubereitung von Knochen- und Fleischbrühen sind sie ideal, da die Geruchsbelästigung bei den niedrigen Temperaturen gering ist und durch die lange Garzeit weit mehr Mineralien aus dem Kochgut in die Brühe übergehen. In ihnen lassen sich auch günstigere Fleischstücke extrem schmackhaft zubereiten, das schont den Geldbeutel derer, die auf Qualität achten.

Vorsicht geboten ist leider wieder bei Histaminintoleranzen. Da zum Teil sehr lange Garzeiten benötigt werden, führt das zu einer hohen Umsetzung von Histidin in Histamin. Das kann das Essen für Menschen mit Histaminproblemen unverträglich machen. Da Slow Cooker sehr kostengünstig sind, lohnt es sich aber auf jeden Fall, dies auszuprobieren. Bei Problemen bietet sich der Instant Pot als Alternative für sehr schnelle, histaminarme Speisen an. Die Favoriten meiner Familie sind Pulled Pork und Shredded-Beef-Varianten mit einem selbst gemachten Krautsalat – unglaublich geschmackvolle Gerichte, die kaum Vorbereitungsaufwand haben und sehr kostengünstig sind, da Fleischstücke wie Rinderbrust oder Schweineschulter verwendet werden.

MULTIFUNKTIONSKÜCHENMASCHINE

Eine Küchenmaschine, die häckseln, Teig herstellen, schneiden, Sahne schlagen kann und alles, was sonst noch dazugehört. Meine erste Küchenmaschine war ein recht günstiges Modell, das ich von der Familie meines damaligen Freundes geschenkt bekommen habe. Sie hielt 14 Jahre und dann habe ich sie weiterverschenkt. Sie schaffte es, Nussmus herzustellen, und hat auch sonst niemals versagt. Das unglaublich teure Folgemodell, das ich danach hatte, konnte nicht mehr, wenn ich es so recht bedenke. Überlegen Sie also genau, wofür Sie Ihr Geld investieren. Tatsächlich sehr nützlich ist ein Gerät, das auch kochen und dämpfen kann.

(HOCHLEISTUNGS-)MIXER

Selbst gemachte Nuss- und Saatmilch, Nussmus, Smoothies und ein richtig schön cremiger Butterkaffee? Das schafft leider nur ein Hochleistungsmixer. Da man sich für den Preis eines solchen Mixers schon fast ein Auto kaufen kann, sollte auch diese Anschaffung wohlüberlegt sein. Allerdings haben die Hochleistungsmodelle auch eine sehr lange Garantie und sind nahezu unzerstörbar.

KONTROLLE DER ENTZÜNDUNG: INTERMITTIERENDES FASTEN

Ein mächtiges Tool zur Kontrolle von Entzündungen ist das Fasten. Das ist seit Jahrtausenden bekannt und wurde sowohl zur körperlichen als auch zur geistigen Reinigung in allen Teilen der Welt angewandt. Langfristiges Fasten lässt sich jedoch nicht gut in den Alltag integrieren und führt bei den meisten Menschen zu Leistungseinbrüchen.

Im Rahmen der Anti-Aging-Forschung und in Studien zur Inflammationskontrolle fand man jedoch heraus, dass auch mithilfe von kurzzeitigen Fastenfenstern ähnlich positive Effekte für den Menschen zu erzielen sind. Während dazu vor 20 Jahren zunächst das sogenannte Dinner Cancelling in Mode kam, ist es im Moment das intermittierende Fasten. Hierbei kann man das nahrungsfreie Intervall frei wählen und seinem Alltag, seinen persönlichen Vorlieben und körperlichen Reaktionen anpassen. Je nachdem, wie gestresst unser Körper auf Nahrungsentzug reagiert und wie sehr unser Gehirn nach ständiger Glukosezufuhr verlangt (weil es durch ein Leben im Überfluss und unter ständigem Stress daran gewöhnt ist), kann man die Fastenintervalle länger oder kürzer gestalten.

Bestimmte Hungerhormone der Nacht helfen uns im Normalfall dabei, die Morgenmahlzeit anstatt einer anderen Mahlzeit im Tagesverlauf wegzulassen oder nach hinten zu verschieben. Der Klassiker des intermittierenden Fastens ist 16 : 8. Das heißt, man fastet 16 Stunden, um dann in einem Zeitfenster von acht Stunden zu essen, bevor die nächste Fastenphase beginnt.

Menschen mit Autoimmunerkrankungen empfehle ich zunächst ein kürzeres Intervall: Verlegen Sie Ihre Morgenmahlzeit erst einmal nur eine Stunde nach hinten und verlängern Sie dann je nach Befinden das Fastenintervall alle paar Tage um 30 Minuten. Gelingt Ihnen ein längeres Fastenfenster von 14 bis 16 Stunden, verhindern Sie Energieverluste und Leistungseinbußen, indem Sie am Morgen ein Getränk mit einem hohen Fettanteil zu sich nehmen. Das trainiert die Fähigkeit des Körpers und vor allem des Gehirns, die Energieversorgung mit Fetten zu decken, macht uns im Alltag deutlich unabhängiger von regelmäßigen Mahlzeiten und hilft, die Blutzucker- und Stimmungsschwankungen zu vermeiden, die häufig bei Autoimmunerkrankungen und chronischen Entzündungen auftreten. Daher finden sich im Rezeptteil auch einige Frühstücksrezepte, die diesen Ansatz möglich machen.

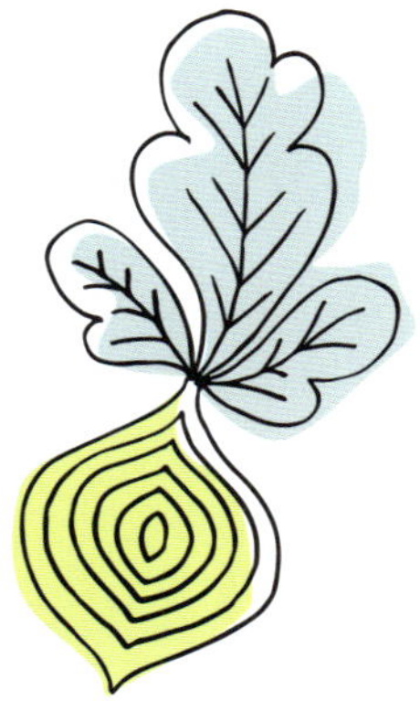

KAPITEL 9

LEKTINFREIE REZEPTE

Die Basis jeder gesunden Ernährung besteht aus guten und naturbelassenen Zutaten, aus denen sich schnell und unkompliziert leckere Gerichte zaubern lassen. Einige Speisen in diesem Buch dauern zwar etwas länger, das meiste ist aber mit einfachen Zutaten aus dem Supermarkt in etwa einer halben Stunde fertig. Für einige Backrezepte und Schmorgerichte braucht man etwas mehr Geduld, wird aber dementsprechend belohnt. Als Mehlersatz habe ich für die meisten Rezepte Maniokmehl gewählt, da seine Backeigenschaften normalem Getreidemehl relativ ähneln. Für eine Low-Carb- oder Keto-Ernährung ist Maniok allerdings nicht geeignet, hier kann man auf die Klassiker »Eier und Speck« zurückgreifen.

Bei Backzutaten sollten Sie darauf achten, dass sie keine Getreidestärken enthalten, wie das beispielsweise bei Backpulver oft der Fall ist. Als Alternative zu Backpulver eignet sich sehr gut Weinsteinbackpulver. Es hinterlässt auch nicht diesen etwas tauben Geschmack im Mund, wie es sonst bei Backpulver schnell der Fall ist.

In den jeweiligen Kapiteln finden sich überwiegend Rezepte für die Phasen 1 und 2, da einigen erfahrungsgemäß gerade in diesen Phasen die Kreativität und die Ideen fehlen. Für die Phasen 3 und 4 gibt es überall genug Anleitungen beziehungsweise die Rezepte aus Phase 1 und Phase 2 lassen sich sehr leicht durch weitere Zutaten erweitern.

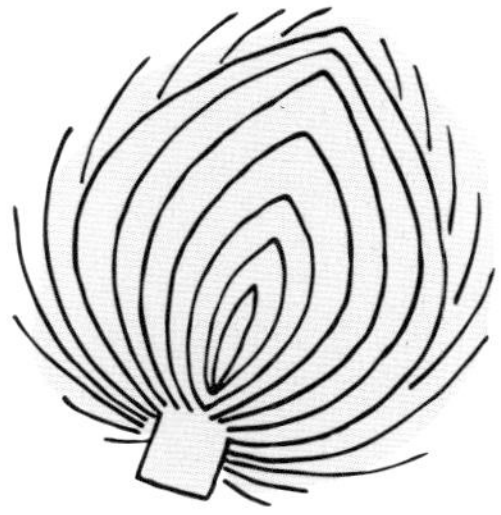

FRÜHSTÜCK – REZEPTE FÜR PHASE 1

BUTTERKAFFEE

ZUTATEN FÜR 1 PORTION

1 EL C8-Öl
10 g Ghee (geklärte Butter)
300 ml heißer Kaffee

Zusätzlich
1 (Hochleistungs-)Mixer

ZUBEREITUNG

1. Das C8-Öl zusammen mit dem Ghee und dem heißen Kaffee in den Mixer geben und cremig aufschlagen. Den Butterkaffee in ein Gefäß geben und genießen.

BUTTERCHAI

ZUTATEN FÜR 1 PORTION

1 EL C8-Öl
10 g Ghee (geklärte Butter)
300 ml heißes Wasser
1 Prise gemahlene Vanille
1 Prise gemahlener Zimt

Zusätzlich
1 (Hochleistungs-)Mixer

ZUBEREITUNG

1. Das C8-Öl zusammen mit dem Ghee, heißem Wasser, Vanille und Zimt in den Mixer geben und cremig aufschlagen. Den Butterchai in ein Gefäß gießen und genießen.

KAKAOBUTTERKAFFEE

ZUTATEN FÜR 1 PORTION

1 EL C8-Öl
15 g Kakaobutter
300 ml heißer Kaffee

Zusätzlich
1 (Hochleistungs-)Mixer

HINWEIS
Diese drei Heißgetränke-Rezepte funktionieren alle auch mit einem weniger leistungsstarken Mixer, dann werden die Getränke nur weniger cremig.

ZUBEREITUNG

1. Das C8-Öl zusammen mit der Kakaobutter und dem heißen Kaffee in den Mixer geben und cremig aufschlagen. Den Kakaobutterkaffee in ein Gefäß füllen und genießen.

FRÜHSTÜCKSHASCHEE

ZUTATEN FÜR 1 PORTION

1 Zwiebel
1 EL Olivenöl
150 g Rinderhack vom Weiderind
Salz
100 ml Knochenbrühe (siehe Seite 212 oder ein Fertigprodukt)
evtl. 1 EL Hagebuttenmark
1 Kohlrabi

TIPP
Das Haschee schmeckt auch mit jedem anderen lektinarmem Gemüse sehr lecker.
Etwas weniger trocken wird das Frühstückshaschee, wenn Sie statt des Rinderhacks 150 Gramm gemischtes Hack von Lamm und Rind nehmen, das Sie in türkischen Lebensmittelläden bekommen.

ZUBEREITUNG

1. Die Zwiebel abziehen, halbieren und in kleine Würfel schneiden. Das Olivenöl in einer Pfanne erhitzen und die Zwiebelwürfel darin glasig dünsten. Das Hackfleisch hinzugeben und mit anbraten. Dabei die Fleischklümpchen mit einer Gabel zerdrücken.
2. Das Hackfleisch salzen, mit der Brühe ablöschen und etwas einkochen lassen. Eventuell mit Hagebuttenmark eindicken.
3. Den Kohlrabi abspülen, abtropfen lassen, putzen, schälen und in Spiralen oder sehr dünne Scheiben schneiden. Die Kohlrabispiralen oder -scheiben mit zum Hackfleisch geben und kurz mit erwärmen.

GUT ZU WISSEN
Die Hagebutte ist ein regionales Superfood. Sie enthält fünfmal so viel Vitamin C wie Zitronen, noch dazu in einer hitzestabilen Form, wie es sonst fast nirgendwo der Fall ist. Wenn das Mark der Hagebutte nicht gesüßt wird, schmeckt es fast wie Tomatenmark. Daher kann es in fast allen Rezepten als Tomatenmark-Ersatz verwendet werden. Man bekommt es in den meisten Bioläden oder online. Es ist für das Haschee zwar nicht nötig, gibt ihm aber eine schöne fruchtig-saure Note.

BANANENBROT

ZUTATEN FÜR 5 PORTIONEN

1 TL Gelatine vom Weiderind
2 TL heißes Wasser
3 sehr reife Bananen
¼ Tasse natives Kokosöl
130 g Maniokmehl
130 g Tapiokastärke
1 TL Weinsteinbackpulver

ZUBEREITUNG

1. Die Gelatine in heißem Wasser quellen lassen und gründlich verrühren. Das Wasser darf nicht wärmer als 80 °C sein. Die Bananen fein zerdrücken und dann löffelweise mit der Gelatine mischen, sodass eine homogene Masse entsteht. Dann das Kokosöl in die Masse einarbeiten.
2. Alle trockenen Zutaten gründlich mischen und unter die feuchte Masse rühren. In einer Kastenform bei 170 °C 55 Minuten backen.

LACHS AUF AVOCADO

ZUTATEN FÜR 1 PORTION

1 reife Avocado
1 TL Limettensaft
Salzflocken
½ Bund frischer Dill
150 g geräucherter Wildlachs

TIPP
Lachs sollten Sie nur gelegentlich genießen. Er punktet zwar durch seinen hohen Omega-3-Fettanteil, isst man aber zu viel davon, hat man schnell eine Schwermetallbelastung, die der Körper nur schwer wieder loswird.

ZUBEREITUNG

1. Die Avocado halbieren und den Stein herauslösen. Die Avocadohälften in Scheiben schneiden, dann mit dem Limettensaft beträufeln und anschließend salzen.
2. Dill waschen und trocken tupfen. Die Avocadoscheiben mit dem Lachs auf einem Teller anrichten, den Dill darübergeben und servieren.

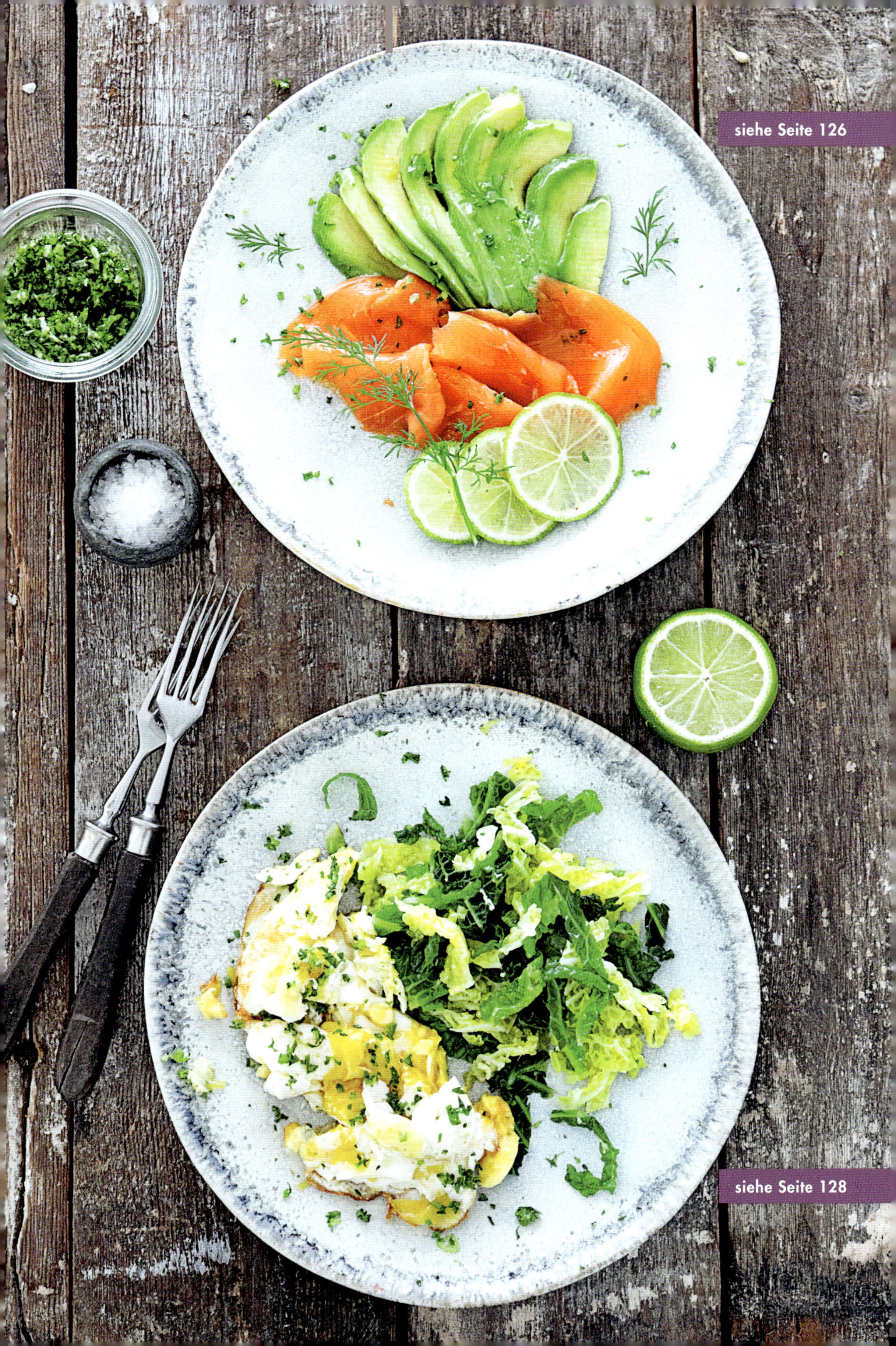
siehe Seite 126
siehe Seite 128

RÜHREI MIT GEDÜNSTETEM GRÜNKOHL

ZUTATEN FÜR 2 PORTIONEN

300 g frischer Grünkohl, Wirsing oder Palmkohl
1 Knoblauchzehe
½ TL geriebener Ingwer
Salz
½ EL C8-Öl
3 Eier
½ Bund Petersilie

HINWEIS
Kohl zum Frühstück ist zwar etwas ungewöhnlich, aber wenn man sich dran gewöhnt hat, merkt man schnell, wie sehr der Körper diesen morgendlichen Nährstoffinput zu schätzen weiß.

ZUBEREITUNG

1. Den Kohl abspülen, putzen, von den Rispen befreien und in feine Streifen schneiden. Den Knoblauch abziehen und fein hacken. Den Kohl mit dem Knoblauch, dem Ingwer und etwas Wasser in einen Topf geben und dünsten, bis er recht weich ist. Vorsichtig nach Geschmack salzen.
2. Das C8-Öl in einer Pfanne erhitzen. Die Eier aufschlagen und darin bei mittlerer Hitze stocken lassen.
3. Die Petersilie abspülen und trocken schütteln, die Blättchen abzupfen und klein schneiden. Die Eier auf einen Teller geben, salzen und mit der Petersilie bestreuen. Das Rührei mit dem Kohl servieren.

SPIEGELEI AUF AVOCADO MIT HÜHNERBRUST

ZUTATEN FÜR 1 PORTION

etwas C8-Öl
1 Ei
½ Avocado
Salz
30 g gebratene Hühnerbrust

ZUBEREITUNG

1. Das C8-Öl in einer Pfanne ganz vorsichtig erhitzen, das Ei aufschlagen und darin bei mittlerer Hitze braten. Von der Avocado den Stein herauslösen. Die Avocado salzen. Die Hühnerbrust in Streifen schneiden.
2. Das gebratene Ei und die Hähnchenbruststreifen in die Mitte der Avocado geben und zusammen löffeln.

FRÜHSTÜCK – REZEPTE FÜR PHASE 2

CREMIGER SCHOKOLADEN-PROTEIN-SHAKE

ZUTATEN FÜR 1 PORTION

1 mittelgroße Banane
½ Avocado
250 g Eiswürfel
175 ml Kokosmilch
2 TL lektinfreies Erbsenproteinpulver, Geschmacksrichtung nach Wahl, oder Kollagen vom Weiderind
2 TL Erythrit (Zuckeraustauschstoff) oder 1 TL Ahornsirup
1 TL Kakaopulver
1 Messerspitze gemahlener Zimt

Zusätzlich
1 (Hochleistungs-)Mixer

TIPPS

1. Dieses sehr reichhaltige flüssige Frühstück lässt sich in einer gut schließenden Flasche auch prima mitnehmen.
2. Dank seiner sehr hohen Energiedichte ist man damit viele Stunden ausreichend versorgt, und weil es nur wenig Kohlenhydrate enthält, fällt man in kein Vormittagstief.

ZUBEREITUNG

1. Die Banane schälen, in Scheiben schneiden und in den Mixer geben. Von der Avocado eventuell noch den Stein herauslösen. Das Fruchtfleisch mit einem Löffel aus der Avocado herauslösen und dazugeben.
2. Die Eiswürfel, die Kokosmilch, das Proteinpulver, den Zuckeraustauschstoff oder den Ahornsirup, das Kakaopulver und den Zimt ebenfalls mit in den Mixer geben und alles zu einem cremigen Shake aufschlagen.
3. Den Schokoladen-Protein-Shake in ein Glas füllen und eiskalt genießen.

MANDELSMOOTHIE

ZUTATEN FÜR 1 PORTION

60 g weißes Mandelmus
150 ml Kokoskefir
250 ml Wasser
optional 1 TL Erythrit (Zuckeraustauschstoff)

Zusätzlich
1 (Hochleistungs-)Mixer

ZUBEREITUNG

1. Das Mandelmus, den Kokoskefir und das Wasser in den Mixer geben. Den Zuckeraustauschstoff dazugeben und alle Zutaten im Mixer cremig aufschlagen. Sollte der Smoothie zu fest sein, bei Bedarf noch etwas Wasser hinzugeben.
2. Den Mandelsmoothie in ein Glas füllen und genießen.

SÜSSKARTOFFELTOAST

ZUTATEN FÜR 1–2 PORTIONEN

1 mittelgroße Süßkartoffel

ZUBEREITUNG

1. Die Süßkartoffel abspülen, trocken tupfen, putzen und in fingerdicke Scheiben schneiden. Die Süßkartoffelscheiben im Toaster toasten, bis sie mittelweich sind.
2. Der Süßkartoffeltoast lässt sich mit quasi allem belegen.

BEERENSHAKE

ZUTATEN FÜR 1 PORTION

150 g reife Beeren der Saison oder TK
200 ml Mandelmilch
250 ml Kokoskefir
½ TL gemahlene Vanille
2 TL Mandelmus

Zusätzlich
1 (Hochleistungs-)Mixer

ZUBEREITUNG

1. Die frischen Beeren der Saison verlesen, eventuell kurz abspülen und vorsichtig trocken tupfen. Die Beeren mit der Mandelmilch, dem Kokoskefir, der Vanille und dem Mandelmus in den Mixer geben und cremig aufschlagen.
2. Den Beerenshake in ein Glas füllen und genießen.

KOKOS-HANF-PORRIDGE

ZUTATEN FÜR 2 PORTIONEN

3–4 EL Kokosflocken von hoher Qualität
3 EL geschälte Hanfsamen
2–3 EL Erythrit (Zuckeraustauschstoff) oder Kokosblütenzucker
½ TL gemahlene Vanille
100 ml Kokosmilch
100 ml Wasser
100 g reife Beeren der Saison

TIPPS

1. Dieses Gericht ist ein super Frühstück für Liebhaber von Süßem, schmeckt aber auch lecker als Zwischenmahlzeit.
2. Verwenden Sie Erythrit, ist das Rezept sehr kohlenhydratarm.

ZUBEREITUNG

1. Die Kokosflocken und die Hanfsamen in eine kleine Schüssel geben. Das Erythrit oder den Kokosblütenzucker und die Vanille dazugeben und gut untermischen. Die Kokosmilch und das Wasser dazugeben und alle Zutaten gründlich vermischen.
2. Die Beeren verlesen, eventuell kurz abspülen, trocken tupfen und vorsichtig unterheben.
3. Den Porridge in 2 Schälchen geben und genießen.

FLUFFIGE PFANNKUCHEN

ZUTATEN FÜR 2 PORTIONEN

2 Eier
125 ml Mandelmilch
130 g Maniokmehl
1 TL Kokosblütenzucker
¼ TL Weinsteinbackpulver
¼ TL Meersalz
3 TL Kokosnussöl

Zusätzlich
125 g frische Brombeeren
Erythrit-Puder zum Garnieren

ZUBEREITUNG

1. Für den Teig die Eier, die Mandelmilch, das Mehl, den Kokosblütenzucker, das Backpulver und das Salz in einer Schüssel gründlich miteinander mischen.
2. Etwas Kokosnussöl in einer Pfanne erhitzen. Aus dem Teig circa 8 kleine Pfannkuchen backen. Dafür jeweils etwas Teig in der Pfanne verteilen und von der unteren Seite goldbraun backen. Danach die Pfannkuchen wenden und die zweite Seite ebenfalls goldbraun backen. Vor dem Wenden wieder etwas Kokosnussöl in die Pfanne geben.
3. Die Brombeeren verlesen, eventuell kurz abspülen und sehr vorsichtig trocken tupfen.
4. Die Pfannkuchen aus der Pfanne nehmen, auf 2 Tellern anrichten, nach Belieben mit Erythrit-Puder bestäuben und mit den Brombeeren genießen.

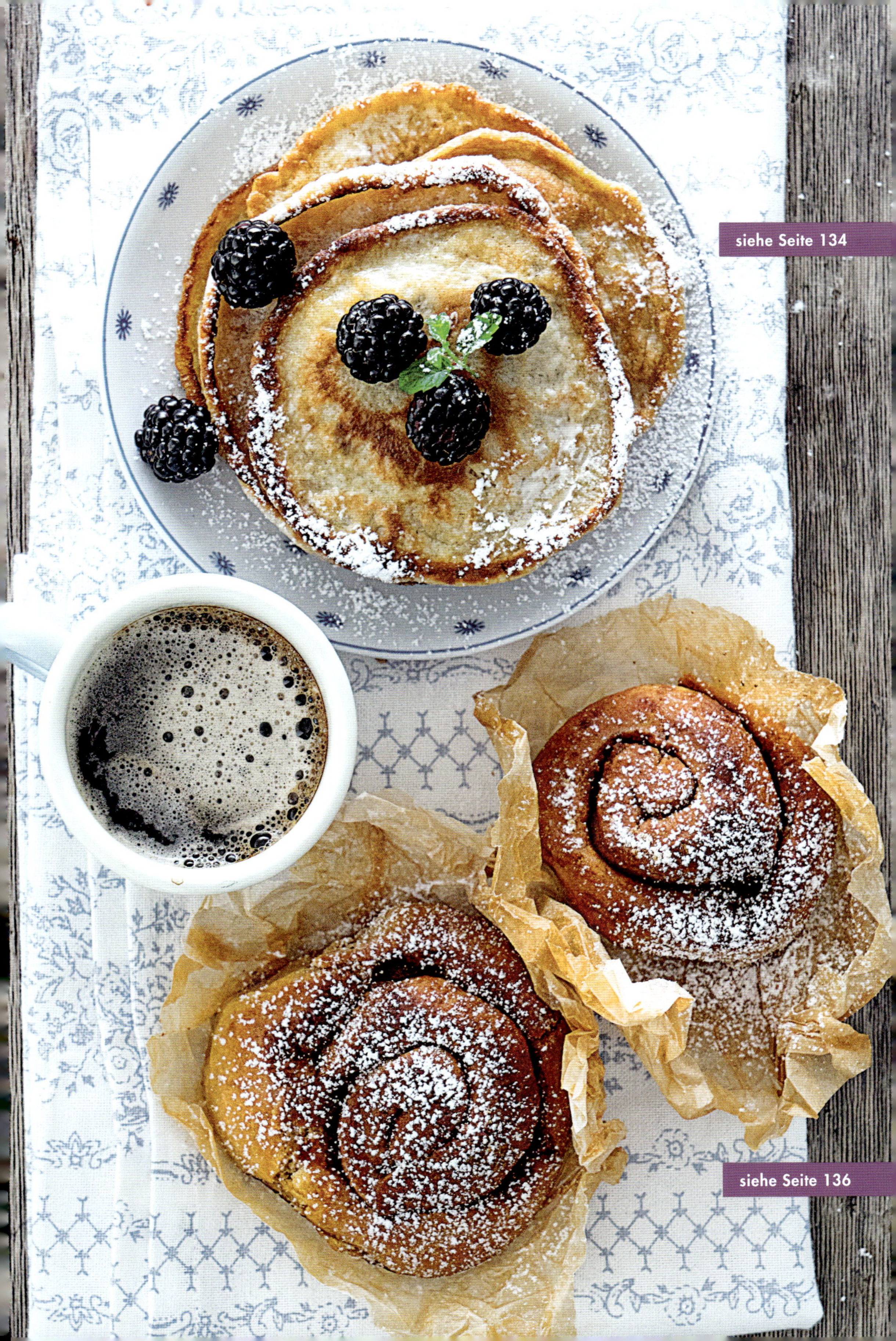

siehe Seite 134

siehe Seite 136

ZIMTSCHNECKEN

ZUTATEN FÜR CA. 8 STÜCK

Für den Teig
235 ml Mandelmilch
12 g Trockenhefe
1 TL flüssiger Honig
80 g Kokosblütenzucker
200 g Maniokmehl
32 g Tapiokastärke
15 g Flohsamenschalen
1 Ei
1 EL Ghee (geklärte Butter)
Erythrit-Puder zum Garnieren

Für die Füllung
100 g Ghee (geklärte Butter)
100 g Kokosblütenzucker
2 TL gemahlener Zimt

ZUBEREITUNG

1. Alle Zutaten für den Teig miteinander verkneten. 60 Minuten gehen lassen – oder besser noch über Nacht im Kühlschrank lagern. Kalter Teig lässt sich leichter ausrollen. Der Teig soll etwa das doppelte Volumen erreichen.
2. Den Teig dann circa 0,8 Zentimeter dick ausrollen und noch mal circa 20 Minuten gehen lassen.
3. Den Backofen auf 180 °C (Ober-/Unterhitze) vorheizen. Währenddessen die Butter schmelzen und zu ¾ auf dem Teig verteilen. Den Kokosblütenzucker und etwas Zimt darüberstreuen.
4. Den Teig von der breiteren Seite her aufrollen und in Scheiben schneiden. Die Teigscheiben dann in eine Form setzen – zum Beispiel eine Springform.
5. Auch von oben noch mal mit Butter bestreichen und mit Kokosblütenzucker und Zimt bestreuen. 12–15 Minuten backen. Vor dem Servieren nach Belieben mit Erythrit-Puder bestäuben.

MANIOKBRÖTCHEN

ZUTATEN FÜR 4 BRÖTCHEN

Für den Teig
235 ml lauwarmes Wasser
1 TL flüssiger Honig
9 g Trockenhefe oder
1 TL Weinsteinbackpulver
250 g Maniokmehl
4 EL Tapiokastärke
15 g Flohsamenschalen
4 g Salz
1 Ei
1 Eigelb
1 EL Olivenöl

Zum Bestreichen
1 TL Wasser
1 Eiweiß
1 TL flüssiger Honig

TIPP
So wird es vegan: 60 g Apfelmus anstelle von Ei und Eigelb für den Teig verwenden. Die Brötchen schmecken dann ein bisschen fruchtig, aber trotzdem wunderbar. Den Honig in dieser Variante einfach weglassen.

ZUBEREITUNG

1. Für den Teig zunächst das Wasser, den Honig und die Trockenhefe oder das Weinsteinbackpulver in einer Schüssel mischen und den Vorteig abgedeckt 15 Minuten an einem warmen Ort gehen lassen, bis er Blasen wirft.
2. Dann 80 Gramm Maniokmehl, die Tapiokastärke, die Flohsamenschalen und das Salz mischen und zum Vorteig geben. Das Ei, das Eigelb und das Olivenöl dazugeben und gut unterrühren. Das restliche Mehl hinzufügen und so lange kneten, bis ein fester, aber noch klebriger Teig entsteht.
3. Den Teig zu 4 Kugeln formen. Die Teiglinge auf ein Backblech (mit Backpapier belegt) legen und abgedeckt 60 Minuten an einem warmen Ort gehen lassen. Danach die Teiglinge mit einem Messer längs einschneiden.
4. Den Backofen auf 210 °C (Ober-/Unterhitze) vorheizen. Währenddessen das Wasser mit dem Eiweiß und dem Honig mischen und die Teiglinge damit bestreichen. Eine kleine Schale Wasser unten mit in den Backofen stellen, damit die Brötchen schön knusprig werden.
5. Das Backblech in den vorgeheizten Backofen schieben und die Brötchen 23–25 Minuten goldgelb backen.

APFELSCHMARREN

ZUTATEN FÜR 1–2 PORTIONEN

1 säuerlicher Apfel der Saison, z. B. Boskop
4 Macadamianüsse
2 Eier
1 Prise Salz
6 EL Erythrit (Zuckeraustauschstoff) oder
4 EL Kokosblütenzucker
60 g Mandelmehl
30 ml Mandelmilch
1 EL Ghee (geklärte Butter) oder
Macadamiaöl

Zusätzlich
1 feuerfeste Pfanne

ZUBEREITUNG

1. Den Backofen auf 210 °C (Ober-/Unterhitze) vorheizen.
2. Den Apfel abspülen, trocken tupfen und halbieren. Das Kerngehäuse entfernen und die Apfelhälften in Scheiben schneiden. Die Macadamianüsse fein hacken.
3. Die Eier trennen. Das Eiweiß steif schlagen, dabei das Salz und 3 Esslöffel Erythrit oder 2 Esslöffel Kokosblütenzucker einrieseln lassen.
4. Das Mandelmehl mit dem Eigelb, etwas Mandelmilch und dem restlichen Erythrit oder Kokosblütenzucker in eine Schüssel geben und vermischen. Die restliche Milch dazugeben und alles zu einem glatten Teig verschlagen. Dann vorsichtig den Eischnee unterheben.
5. Das Ghee oder das Öl in einer feuerfesten Pfanne erhitzen. Zunächst die Apfelscheiben und die gehackten Nüsse darin verteilen, dann den Teig daraufgießen.
6. Die Pfanne auf den Rost in den vorgeheizten Backofen (mittlere Schiene) schieben und den Apfelschmarren etwa 25 Minuten backen. Mit einem Pfannenwender zerteilen und servieren.

MANIOKBRÖTCHEN MIT AVOCADO

ZUTATEN FÜR 1 PORTION

1 Maniokbrötchen (siehe Seite 137)
½ Avocado
evtl. etwas Zitronensaft
Kräutersalz

ZUBEREITUNG

1. Das Maniokbrötchen bei 200 °C (Ober-/Unterhitze) im Backofen kurz aufbacken und aufschneiden.
2. Von der Avocado eventuell noch den Stein herauslösen. Das Fruchtfleisch der Avocado mit einem Löffel herauslösen, mit einer Gabel grob zerdrücken und eventuell mit etwas Zitronensaft beträufeln. Das Avocadofruchtfleisch mit Kräutersalz würzen und gleichmäßig auf den Brötchenhälften verstreichen.

PORRIDGE MIT KOKOSMUS

ZUTATEN FÜR 1 PORTION

35 g Maniokmehl
½ TL Flohsamenschalen
etwas Erythrit
etwas kochendes Wasser
10 g Kokosmus
125 g Obst der Saison

ZUBEREITUNG

1. Das Maniokmehl und die Flohsamen in eine Schüssel geben, mit dem Erythrit mischen und mit dem kochendem Wasser übergießen. Den Porridge unter gelegentlichem Rühren 5 Minuten quellen lassen. Anschließend das Kokosmus unterrühren.
2. In der Zwischenzeit das Obst waschen, abtrocknen, eventuell entsteinen und in mundgerechte Stücke schneiden. Den Porridge in eine Müslischüssel geben, die Obststücke darauf anrichten und genießen.

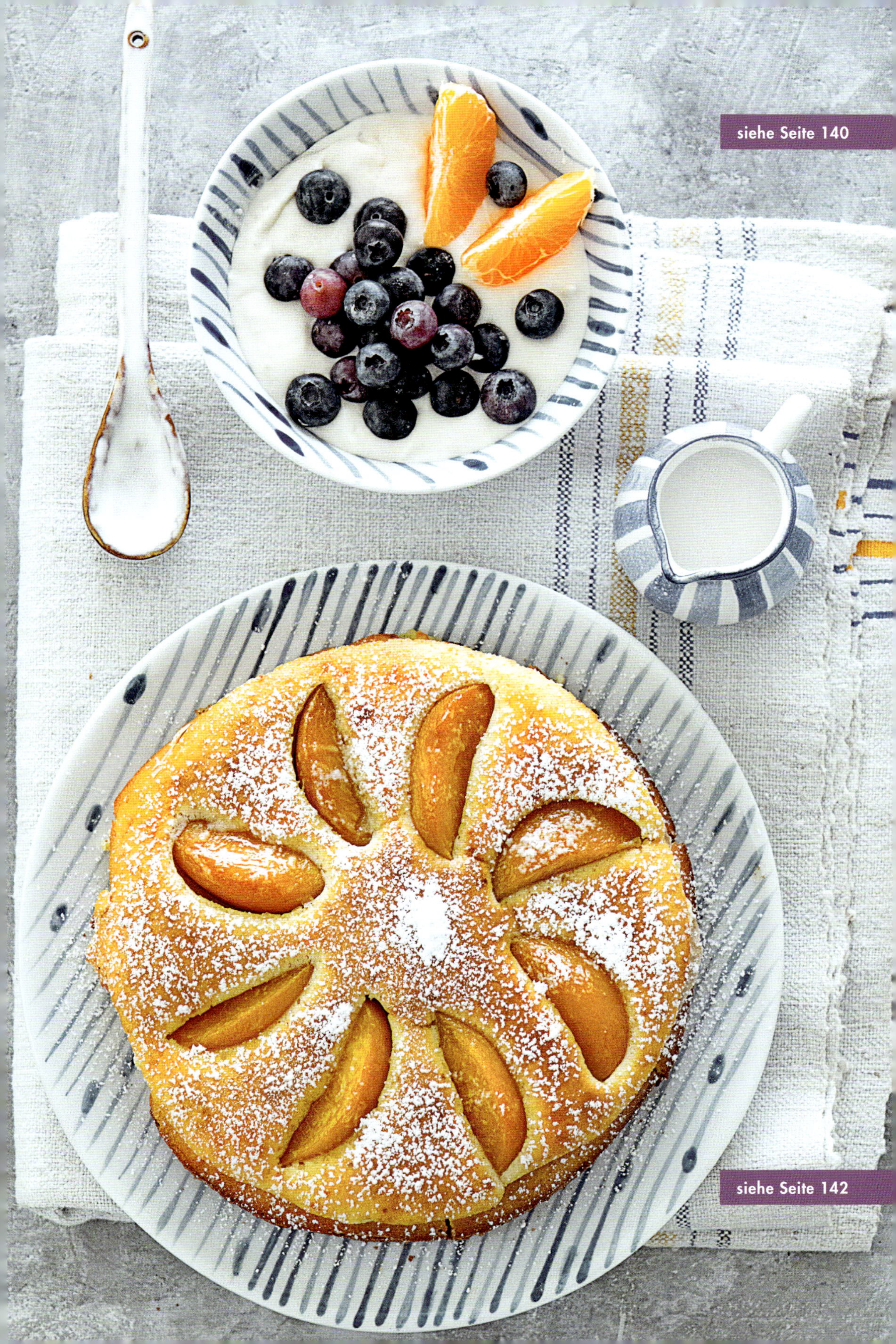

siehe Seite 140

siehe Seite 142

FRÜHSTÜCKSKUCHEN MIT PFIRSICH

ZUTATEN FÜR 2 PORTIONEN

Für den Teig
25 g Kokosnussmehl
25 g Maniokmehl
25 g Pfeilwurzelmehl
1 Prise Salz
½ TL Weinsteinbackpulver
1 Prise Natron
2 Eier
½ TL gemahlene Vanille
3 EL Erythrit (Zuckeraustauschstoff)
150 ml Kokoskefir
1 TL Kokosnussöl
Erythrit-Pulver zum Garnieren

Für den Belag
2 reife Pfirsiche oder
1 kleines Glas Pfirsiche ohne Zucker (aus dem Bioladen)

Zusätzlich
1 Tarte- oder Springform (ø 26 cm)
etwas Kokosöl für die Form

TIPPS

1. Der Kuchen eignet sich sowohl zum Frühstück als auch zum Nachmittagskaffee. Zum Frühstück schmeckt er sehr gut mit der Vanillesauce (siehe Seite 219).
2. Bereiten Sie dieses Sommerrezept nur zu, wenn gerade Pfirsichsaison ist, oder greifen Sie zu reifen Pfirsichen ohne Zucker aus dem Glas.

ZUBEREITUNG

1. Für den Teig alle drei Mehlsorten mit dem Salz, dem Weinsteinbackpulver und dem Natron in eine Schüssel geben und vermischen. Dann die Eier, die Vanille, das Erythrit, den Kefir und das Kokosnussöl dazugeben und alle Zutaten mit dem Handrührgerät (Rührbesen) oder der Küchenmaschine zu einem glatten Teig verrühren.
2. Den Backofen auf 180 °C (Ober-/Unterhitze) vorheizen. Die Tarte- oder Springform mit etwas Kokosöl auspinseln.
3. Für den Belag die frischen Pfirsiche abspülen, abtropfen lassen, kurz in kochendes Wasser legen, herausnehmen und in kaltem Wasser abschrecken. Die frischen Pfirsiche enthäuten, halbieren und entsteinen. Die Pfirsiche in Spalten schneiden. Den Teig in die Form gießen und die Pfirsichspalten auf dem Teig in der Form verteilen.
4. Die Form in den vorgeheizten Backofen schieben und den Frühstückskuchen etwa 30 Minuten backen. Dann mit einem Zahnstocher testen, ob er fertig ist. Vor dem Servieren nach Belieben mit Erythrit-Pulver bestäuben.

INGWERBROT ODER VANILLEKUCHEN IN DER TASSE

ZUTATEN FÜR 1 PORTION

1 TL Kokosmehl
1 TL sehr feines Maniokmehl
½ TL geriebener Ingwer oder
½ TL gemahlene Vanille
¼ TL gemahlener Zimt
1 Prise Lebkuchengewürz
½ TL Weinsteinbackpulver
2 TL Erythrit (Zuckeraustauschstoff)
1 TL Butter oder Kokosöl
½ TL Apfelessig
½ TL Wasser
1 Ei

Zusätzlich
1 feuerfeste Tasse

TIPPS

1. Mit etwas flüssiger Weidebutter oder Ghee und Zimt obendrauf wird der Kuchen noch saftiger.
2. Wer es ganz eilig hat, stellt die Tasse 1 ½ Minuten in die Mikrowelle, Mikrowellengegner (wie ich) planen voraus und backen das Brot oder den Kuchen im Backofen, während sie sich anziehen.
3. Dieses Rezept ist genau das richtige für einen kalten Novembermorgen und eignet sich an einem harten Bürotag auch als Seelentröster für zwischendurch.

ZUBEREITUNG

1. Den Backofen auf 180 °C (Ober-/Unterhitze) vorheizen.
2. Beide Mehlsorten, die Gewürze, das Weinsteinbackpulver und das Erythrit in eine kleine Schüssel geben und alle trockenen Zutaten mischen.
3. Dann die Butter oder das Öl, den Apfelessig, das Wasser und das Ei in eine zweite Schüssel geben und alle feuchten Zutaten mischen. Die feuchten Zutaten zu den trockenen geben und gut miteinander mischen.
4. Den Teig in eine feuerfeste Tasse geben. Die Tasse auf einem Backblech in den vorgeheizten Backofen schieben und das Ingwerbrot oder den Vanillekuchen etwa 12 Minuten goldgelb backen.

SNACKS – REZEPTE FÜR PHASE 2

KOKOSKEFIR (*GEHT SCHON AB PHASE 1*)

ZUTATEN FÜR 5 PORTIONEN

1 Packung Bio-Milchkefir-Knollen
1 l Kokosmilch

Zusätzlich
1 Gärgefäß (1 Liter Inhalt), z. B. ein Bügelglas

ZUBEREITUNG

1. Die Milchkefir-Knollen in das Gärgefäß geben. Die Kokosmilch daraufgießen, das Gefäß verschließen und 2–3 Tage bei Raumtemperatur stehen lassen. Wenn Sie nun vorsichtig an der Lasche des Gärgefäßes ziehen, sollte es zischen.
2. Den Kokoskefir durch ein Sieb abseihen und die Kefirknollen erneut verwenden. Den fertigen Kefir im Kühlschrank aufbewahren.

GEHT *AUCH* SCHON AB PHASE 1
Paläo-Trockenfleisch ist ein **wunderbarer Low-Carb-Snack** für zwischendurch! Gibt es fertig zu kaufen und enthält viel Protein, keinen Zucker, ist gluten- und laktosefrei.

TIPPS
1. Durchfermentierte Laktofermente halten sich gekühlt zwar nahezu ewig, aber man muss es nicht darauf ankommen lassen.
2. Wenn ich sehr viel zu tun habe, mische ich den Kefir gerne mit etwas Wasser, etwas Vanille und Erythrit zu einem sehr energiedichten, superleckeren Drink und ersetze damit eine Mahlzeit.
3. Auch mit Beeren der Saison schmeckt dieser Kefir als Fruchtsmoothie großartig.
4. Wenn man sehr cremige Kokosmilch verwendet, kann man den fertigen Kefir (der dann eher eine Creme ist) wie Joghurt verwenden, zum Beispiel für Dips oder Ähnliches. Die Herstellung dieses Ferments ist sehr einfach und vielseitig nutzbar. Zusammen mit saisonalen Beeren und ein paar Nüssen ergibt er auch ein tolles Frühstück.

MÜSLIRIEGEL

ZUTATEN FÜR 10 PORTIONEN

150 g Mandeln
150 g geschälte Hanfsamen
100 g Erythrit (Zuckeraustauschstoff)
½ TL gemahlene Vanille
½ TL gemahlener Zimt
150 g Kakaobutter

Zusätzlich
1 Kasten-Springform (30 × 11,5 cm)

TIPPS

1. Diese Müsliriegel eignen sich super als Notfallsnack zum Mitnehmen.
2. Die Riegel möglichst im Kühlschrank aufbewahren.

ZUBEREITUNG

1. Die Mandeln grob hacken und in eine Schüssel geben. Die Hanfsamen, das Erythrit, die Vanille und den Zimt dazugeben und alle Zutaten gut vermischen.
2. Die Kakaobutter in einem Topf zerlassen, zu der Mandel-Samen-Mischung geben und gut unterrühren.
3. Die Müsliriegel-Masse in die Kasten-Springform (mit Backpapier ausgelegt) geben, glatt streichen und im Kühlschrank kalt werden lassen.
4. Die Springform öffnen und die Masse in Riegel schneiden.

TRAUBENBRUSCHETTA

ZUTATEN FÜR 2 PORTIONEN

150 g kernlose Weintrauben (während der Saison)
50 g Macadamianüsse
1 Knoblauchzehe
1 TL Olivenöl
1 TL Balsamicoessig
Salzflocken
1 Maniokbrötchen (siehe Seite 137) oder 3 Scheiben Süßkartoffeltoast (siehe Seite 131)
frische Basilikumblätter

TIPP
Dieses Gericht ist eine wunderbare lektinarme Alternative zu klassischer Bruschetta. Es macht optisch sehr viel her und ist eine solche Geschmacksfreude, dass keiner auf die Idee kommen wird, dieses Gericht sei Teil einer Eliminationsdiät.

ZUBEREITUNG

1. Die Weintrauben abspülen, trocken tupfen, halbieren, grob hacken und in eine Schüssel geben. Die Nüsse ebenfalls grob hacken und zu den Weintrauben geben. Den Knoblauch abziehen und fein hacken. Den Knoblauch mit dem Olivenöl und dem Essig zu der Weintrauben-Nuss-Mischung geben, gut untermischen und mit Salzflocken abschmecken.
2. Das Maniokbrötchen in Scheiben schneiden. Die Weintrauben-Nuss-Mischung auf den Brötchen- oder Süßkartoffeltoastscheiben verteilen, etwas frischen Basilikum darübergeben und die Traubenbruschetta genießen.

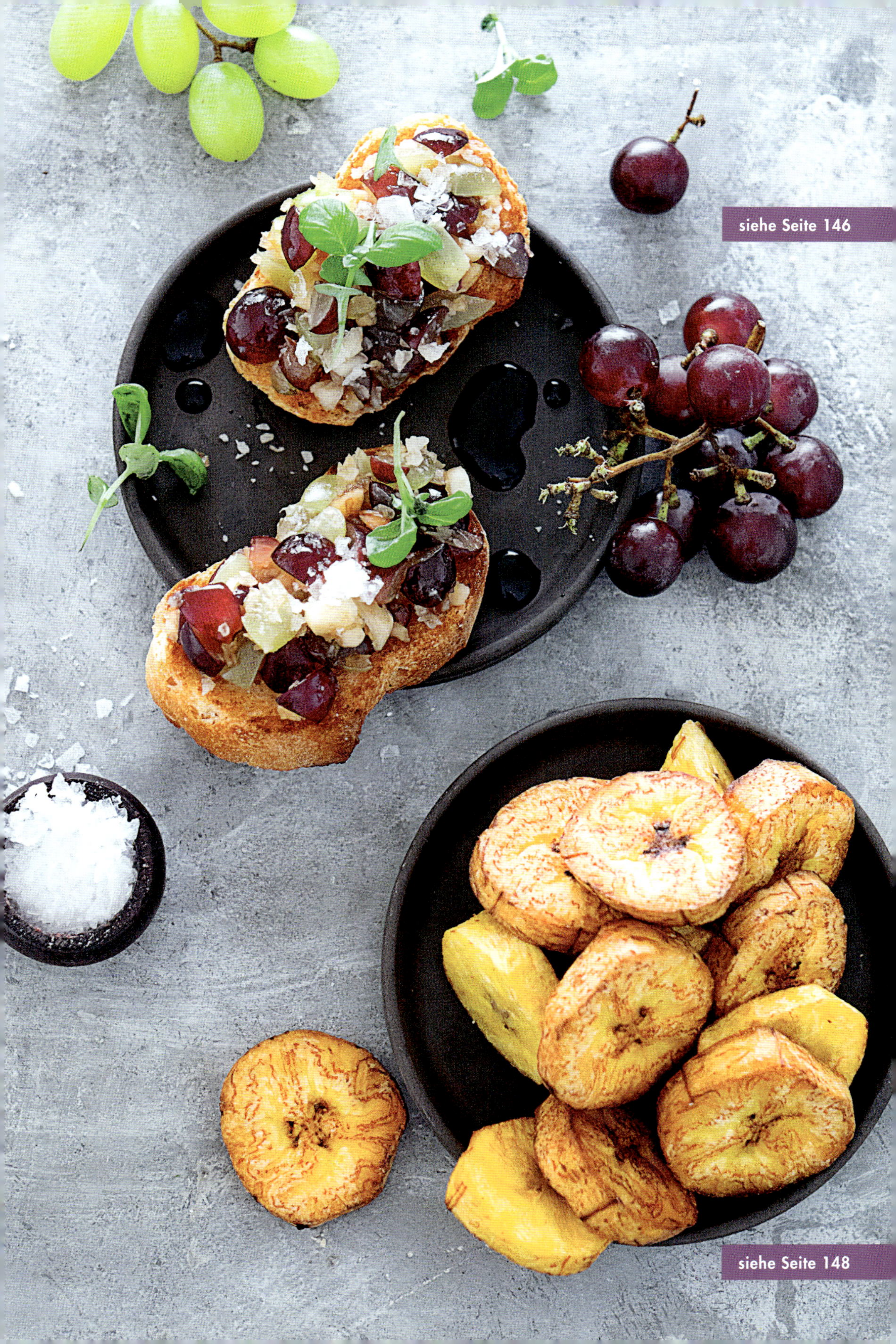

siehe Seite 146

siehe Seite 148

KOCHBANANENCHIPS

ZUTATEN FÜR 4 PORTIONEN

2 grüne Kochbananen
500 ml Kokosöl
Meersalz

TIPPS

1. Gut abgetropft und abgekühlt, kann man die Kochbananenchips auch hervorragend mitnehmen und zwischendurch naschen.
2. Dieser Snack ist extrem energiedicht. Wer auf sein Gewicht achten muss, sollte damit sehr vorsichtig sein.
3. Nicht jeder ist in der Lage, die Kombination aus viel Stärke und Fett zu verdauen. Verdauungsenzyme können dann helfen.

ZUBEREITUNG

1. Die Kochbananen schälen und in sehr dünne Scheiben schneiden.
2. Das Kokosöl in einem großen Topf erhitzen, bis Bläschen aufsteigen, wenn man einen Holzkochlöffel hineinhält. Die Bananenscheiben in kleinen Portionen darin frittieren, herausnehmen und auf Küchenpapier abtropfen lassen.
3. Die Kochbananenchips mit Meersalz würzen und servieren.

KLASSISCHE GUACAMOLE

ZUTATEN FÜR 2–3 PORTIONEN

2 reife Avocados
Saft von ½ Zitrone
Meersalz

GUT ZU WISSEN
Lässt sich das Avocadofruchtfleisch nicht mit einer Gabel zerdrücken, sind die Avocados noch nicht reif genug.

ZUBEREITUNG

1. Die Avocados halbieren und jeweils den Stein herauslösen. Das Fruchtfleisch mit einem Löffel aus der Schale herauslösen und mit einer Gabel grob zerdrücken. Das Avocadofruchtfleisch mit dem Zitronensaft beträufeln und salzen.

GEFÜLLTE PILZE

ZUTATEN FÜR 4 PORTIONEN

500 g große Champignons
1 kleine Knoblauchzehe
2 TL gehackte Frühlingszwiebeln
2 TL gehackte Pistazien
2 TL natives Olivenöl
½ TL Salzflocken
½ Bund frische Petersilie

Zusätzlich
1 flache Auflaufform

TIPPS

1. Dieses Gericht lässt sich als kleiner Snack für zwischendurch gut mitnehmen, gibt aber auch eine wundervolle Vorspeise ab.
2. Wer sich in Phase 4 befindet, kann noch etwas Parmesan oder Pecorino über die Champignons reiben. Das wertet die Pilze geschmacklich noch einmal auf.

ZUBEREITUNG

1. Den Backofen auf 180 °C (Ober-/Unterhitze) vorheizen.
2. Die Champignons putzen, eventuell kurz abspülen und trocken tupfen. Die Champignonstiele herausdrehen, fein hacken und in eine Schüssel geben.
3. Den Knoblauch abziehen und ebenfalls fein hacken. Den Knoblauch mit den gehackten Frühlingszwiebeln, den gehackten Pistazien, dem Olivenöl und den Salzflocken zu den gehackten Champignonstielen geben und alles gut mischen.
4. Die Champignonköpfe mit der Mischung füllen und in die Auflaufform setzen. Die Form auf dem Rost in den vorgeheizten Backofen schieben und die gefüllten Champignons etwa 30 Minuten backen. In der Zwischenzeit die frische Petersilie waschen, trocken tupfen und hacken. Vor dem Servieren über die gefüllten Champignons geben.

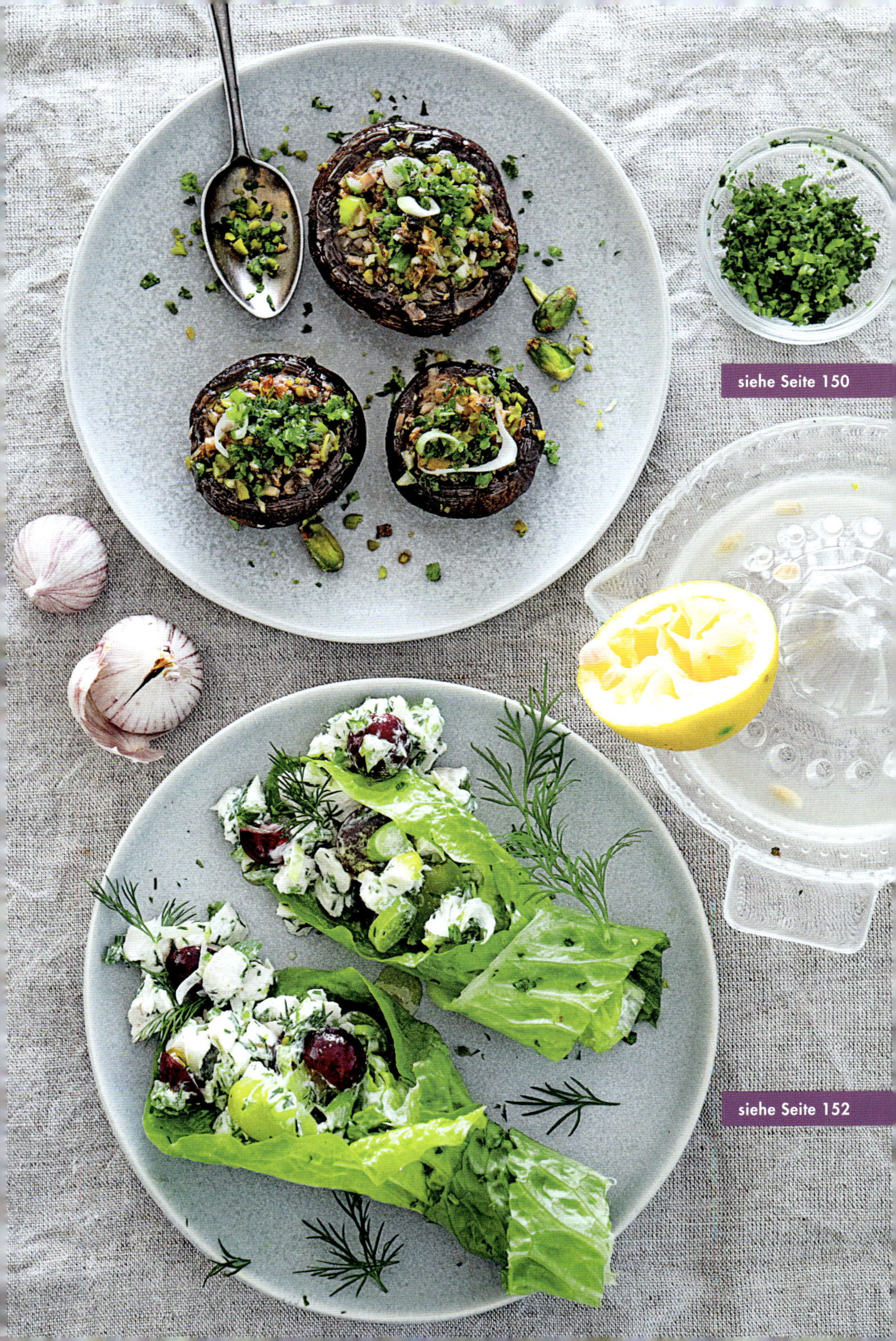

siehe Seite 150

siehe Seite 152

HÜHNERSALAT IM SALATWRAP

ZUTATEN FÜR 1–2 PORTIONEN

1 cm frischer Ingwer
300 g Hühnerbrust
Salz
1 Bund Frühlingzwiebeln
100 g kernlose Weintrauben
½ Bund Dill
1 EL Kokoscreme (aus dem Bio- oder Asialaden)
2 TL Zitronensaft
¼ TL Knoblauchpulver
½ Römersalat

TIPP
Der Hühnersalat lässt sich in einem Bügelglas auch sehr gut mitnehmen.

ZUBEREITUNG

1. Den Ingwer schälen und fein reiben. Die Hühnerbrust mit etwas Wasser, Salz und dem geriebenen Ingwer in eine Pfanne oder einen Topf geben und etwa 15 Minuten dämpfen. Die Hühnerbrust abkühlen lassen, fein hacken und in eine Schüssel geben.
2. In der Zwischenzeit die Frühlingszwiebeln abspülen, trocken tupfen und in feine Streifen schneiden. Die Weintrauben abspülen, trocken tupfen und halbieren. Frühlingszwiebeln und Weintrauben zur Hühnerbrust geben.
3. Den Dill abspülen, trocken tupfen und die Spitzen von den Stängeln zupfen. Die Spitzen fein hacken. Die Kokoscreme mit dem Zitronensaft, etwas Salz, dem Knoblauchpulver und Dill abschmecken, zur Hühnerbrust geben und alles gründlich vermengen.
4. Die Blätter des Römersalats abspülen, trocken tupfen und im Wurzelbereich abschneiden. Den Hühnersalat auf den einzelnen Salatblättern verteilen, jeweils darin einwickeln und genießen.

MANDELMILCH ODER HANFSAMENMILCH

ZUTATEN FÜR 4 PORTIONEN

200 g blanchierte Mandeln oder 100 g geschälte Hanfsamen
1 l Wasser
1–2 EL Erythrit (Zuckeraustauschstoff) oder 2–3 frische oder getrocknete Datteln

Zusätzlich
1 Hochleistungsmixer

TIPPS

1. Mit einem speziellen Sieb für Pflanzenmilch geht das Abseihen leichter.
2. Verwendet man Erythrit, ist die Milch low carb und darf auch während Fastenphasen getrunken werden.

ZUBEREITUNG

1. Die Mandeln oder die Hanfsamen mit dem Wasser und dem Erythrit oder den Datteln in den Hochleistungsmixer geben und etwa 3 Minuten mixen.
2. Die Mandel- oder Hanfsamenmilch durch ein Tuch abseihen.

HAUPTGERICHTE – REZEPTE FÜR PHASE 1

KIRGISISCHE KOHLSUPPE

ZUTATEN FÜR 3–4 PORTIONEN

¼ Weißkohl
1 große oder
 2 kleine Rote-Bete-Knollen
2 Möhren
3 Taroknollen (aus dem Asialaden)
200 g Roastbeef
2 EL Olivenöl
Salz
2 l Wasser
½ Bund Dill

ZUBEREITUNG

1. Vom Weißkohlviertel die äußeren, welken Blätter entfernen und den Strunk herausschneiden. Das Kohlviertel abspülen, abtropfen lassen und in feine Streifen schneiden oder hobeln.
2. Die Rote Bete gründlich waschen (am besten mit Einweghandschuhen), abtropfen lassen und schälen. Die Rote Bete mit einem Gemüsehobel in feine Streifen hobeln. Die Möhren abspülen, abtropfen lassen, putzen, schälen und in dünne Streifen schneiden. Die Taroknollen gründlich waschen, abtropfen lassen, schälen und in mittelgroße Würfel schneiden.
3. Das Roastbeef in feine Streifen schneiden. Das Olivenöl in einem großen Topf erhitzen. Die Steakstreifen darin scharf anbraten und reichlich salzen. Das Wasser dazugießen und etwa 10 Minuten kochen lassen.
4. Dann das vorbereitete Gemüse hinzufügen und die Kohlsuppe weitere 10–20 Minuten kochen lassen. Die Brühe zwischendurch abschmecken. Sie sollte schön würzig sein, gegebenenfalls nachsalzen.
5. Den Dill abspülen, trocken tupfen und die Spitzen von den Stängeln zupfen. Die Spitzen fein hacken.
6. Die Kohlsuppe mit dem gehackten Dill bestreut servieren.

GEMÜSESUPPE MIT OKRAS

ZUTATEN FÜR 2–3 PORTIONEN

2 mittlere Zwiebeln
2 Frühlingszwiebeln
1–2 Stangen Staudensellerie
2 Baby-Pak-Choi
1 Knoblauchzehe
1–2 TL Olivenöl
350 g TK-Rosenkohl
350 g TK-Okraschoten
2 TL Gemüsebrühe
1 Bund Basilikum

TIPP
Okraschoten helfen dem Darm bei der Heilung und sorgen dafür, die natürlich Schleimhautbarriere herzustellen.

ZUBEREITUNG

1. Die Zwiebeln abziehen, halbieren und fein hacken. Die Frühlingszwiebeln abspülen, trocken tupfen und in feine Streifen schneiden. Den Staudensellerie abspülen, trocken tupfen und in kleine Stücke schneiden. Den Pak Choi in einzelne Blätter teilen. Die Blätter abspülen, abtropfen lassen und putzen. Den Knoblauch abziehen und fein hacken.
2. Das Olivenöl in einem großen Topf erhitzen und die Zwiebelwürfel, die Staudenselleriewürfel und den Knoblauch darin kurz dünsten, bis sie glasig sind. Das vorbereitete und das TK-Gemüse dazugeben und so viel Wasser dazugießen, dass das Gemüse komplett bedeckt ist. Die Gemüsesuppe mit der Gemüsebrühe würzen und etwa 20 Minuten kochen lassen.
3. Das Basilikum abspülen, trocken tupfen und die Blättchen von den Stängeln zupfen. Die Blättchen fein hacken.
4. Die Gemüsesuppe mit dem Basilikum bestreut genießen.

ROTE-BETE-SUPPE

ZUTATEN FÜR 2–3 PORTIONEN

1 Rote Bete
1 Knoblauchzehe
½ TL Korianderkörner
135 ml Kokosmilch
Saft von ½ Zitrone
Salz
frischer Koriander zum Garnieren

Zusätzlich
1 (Hochleistungs-)Mixer

TIPP
In Phase 2 können Sie zusätzlich eine weißfleischige oder eine orangefarbene Süßkartoffel mit aufs Blech nehmen und pürieren, dann wird das Gericht gehaltvoller.

ZUBEREITUNG

1. Den Backofen auf 180 °C (Ober-/Unterhitze) vorheizen.
2. Die Rote Bete gründlich waschen (am besten mit Einweghandschuhen), trocken tupfen und auf ein Backblech (mit Backpapier belegt) legen. Das Backblech in den vorgeheizten Backofen schieben und das Gemüse etwa 60 Minuten backen.
3. Das Gemüse aus dem Backofen nehmen, schälen, in grobe Stücke schneiden und in den Mixer geben.
4. Den Knoblauch abziehen und fein hacken. Den Knoblauch mit dem Koriander, der Kokosmilch und dem Zitronensaft zu dem Gemüse geben und gut durchmixen. Sollte das Püree etwas zu dickflüssig sein, noch etwas Wasser dazugeben. Mit Salz würzen.
5. Die Rote-Bete-Suppe in einen Topf geben und noch einmal kräftig erhitzen. Die Suppe in Schalen anrichten, nach Belieben mit frischem Koriander garnieren und vor dem Servieren noch etwas Kokosmilch darüberträufeln. Die ungläubigen Blicke bei Tisch genießen.

TOM KHA GUNG

ZUTATEN FÜR 2–3 PORTIONEN

1 Zwiebel
1 daumenbreites Stück frischer Ingwer
2 Stängel Zitronengras
1 Bio-Limette (unbehandelt, ungewachst)
250 g Shiitakepilze oder Champignons
1 TL Olivenöl
500 g Garnelen (entdarmt, ohne Kopf und Schale)
2 Lorbeerblätter
1 TL gehackter Thymian
300 g Blattspinat
400 ml Kokosmilch
375 ml Wasser
2 TL Fischsauce
1 TL Honig
1 Bund Koriander

ZUBEREITUNG

1. Die Zwiebel abziehen, halbieren und fein hacken. Den Ingwer schälen und ebenfalls fein hacken. Das Zitronengras putzen und etwas flach klopfen.
2. Die Limette heiß abwaschen, die Schale abreiben, halbieren und den Saft auspressen.
3. Die Pilze putzen und von den Shiitakepilzen die Stiele herausdrehen. Die Pilze eventuell kurz abspülen, trocken tupfen und in Scheiben schneiden.
4. Das Olivenöl in einer großen hohen Pfanne erhitzen und die Garnelen darin etwa 3 Minuten anbraten. Aus der Pfanne nehmen und warm stellen.
5. Die Zwiebeln und die Pilzscheiben in die Pfanne geben und kurz andünsten. Den Knoblauch, die Limettenschale, die Zitronengrasstängel, die Lorbeerblätter, den Thymian und den Spinat dazugeben und mit andünsten. Dann die Kokosmilch und Wasser hinzugießen und zum Kochen bringen. Die Pilzmischung mit dem Limettensaft, der Fischsauce und dem Honig würzen und alles in die Suppe geben.
6. Den Koriander abspülen, trocken tupfen und die Blättchen von den Stängeln zupfen. Die Blättchen fein hacken. Die warm gestellten Garnelen in die Suppe geben, die Suppe auf Teller verteilen und mit dem gehackten Koriander bestreut servieren.

MÖHRENSUPPE MIT KORIANDER UND LIMETTE

ZUTATEN FÜR 2–3 PORTIONEN

500 g Möhren
1 Knoblauchzehe
2 TL Kokosnussöl
600 ml Knochenbrühe (siehe Seite 212 oder ein Fertigprodukt) oder Gemüsebrühe
Saft von ½ Limette
Salz
1 Bund Koriander

Zusätzlich
1 Stabmixer

ZUBEREITUNG

1. Die Möhren abspülen, abtropfen lassen, putzen, schälen und in Scheiben schneiden. Den Knoblauch abziehen und fein hacken.
2. Das Kokosnussöl in einem Topf erhitzen und den Knoblauch kurz darin andünsten. Die Möhrenscheiben dazugeben und mitdünsten. Etwas Wasser dazugießen und die Möhren zugedeckt etwa 60 Minuten bei mittlerer Hitze garen, bis sie sehr weich sind.
3. Die Knochen- oder Gemüsebrühe hinzugießen und zum Kochen bringen. Die Möhrensuppe mit Limettensaft und etwas Salz würzen und mit dem Stabmixer pürieren.
4. Den Koriander abspülen, trocken tupfen und die Blättchen von den Stängeln zupfen. Die Blättchen fein hacken.
5. Die Möhrensuppe mit Koriander bestreut servieren.

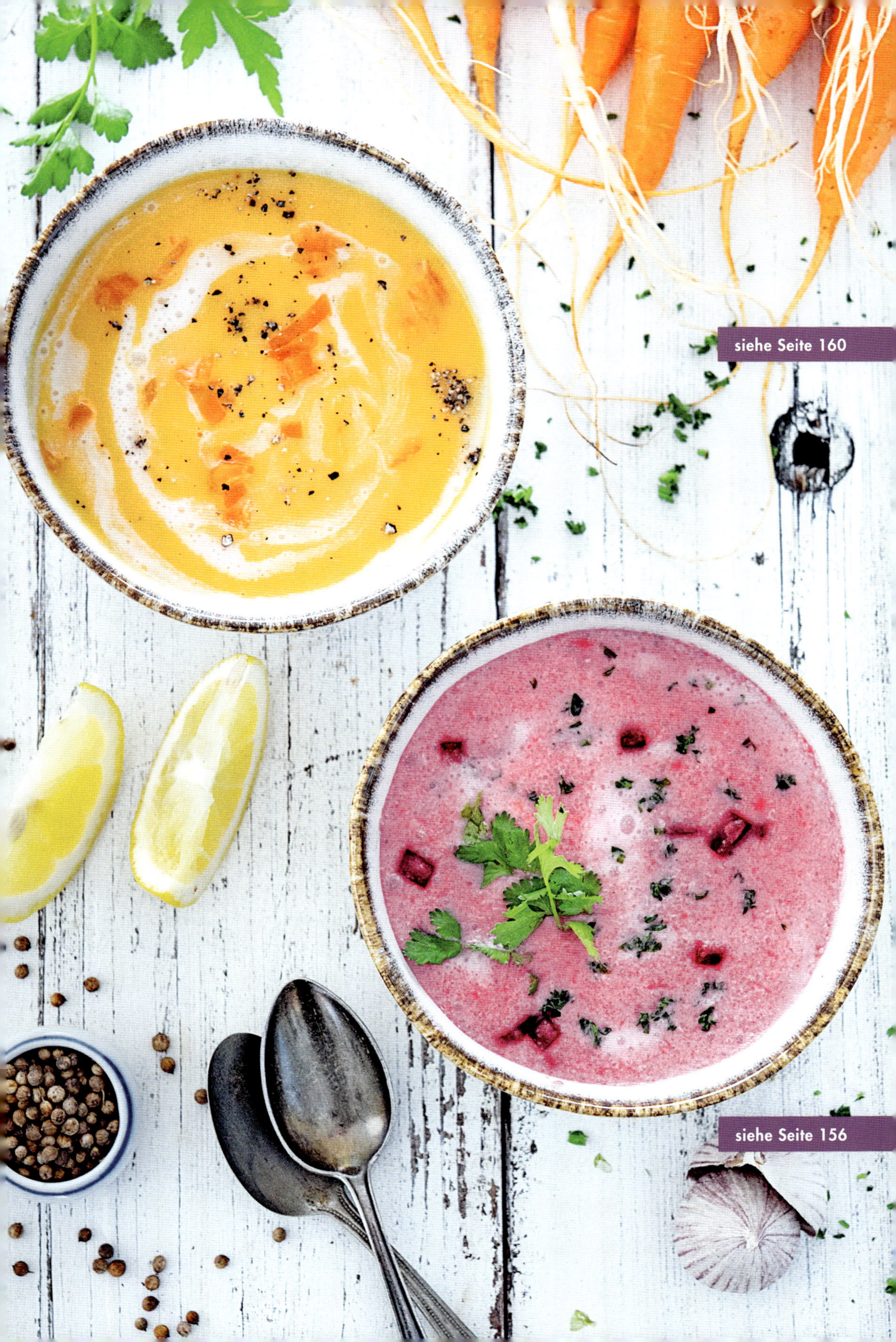
siehe Seite 160
siehe Seite 156

MÖHRENSUPPE MIT INGWER

ZUTATEN FÜR 2–3 PORTIONEN

500 g Möhren
½ Zwiebel
10 g frischer Ingwer
20 g Butter
600 ml Gemüsefond oder Hühnerknochenbrühe
150 ml Kokosmilch
Salz
frisch gemahlener schwarzer Pfeffer

Zusätzlich
1 Stabmixer

GUT ZU WISSEN
Pürierte Möhren bilden eine sehr große Bindungsoberfläche und helfen dem Darm, mit Endotoxinen abstrebender schlechter Bakterien zurechtzukommen.

ZUBEREITUNG

1. Die Möhren abspülen, abtropfen lassen, putzen, schälen und in Würfel schneiden. Die Zwiebel abziehen und die Hälfte in kleine Würfel schneiden. Den Ingwer schälen und ebenfalls klein würfeln.
2. Die Butter in einem Topf zerlassen und die Möhren-, Zwiebel- und Ingwerwürfel darin andünsten. Den Gemüsefond oder die Knochenbrühe und die Kokosmilch hinzugießen, mit Salz und Pfeffer würzen und zum Kochen bringen. Das Gemüse zugedeckt etwa 60 Minuten kochen lassen.
3. Die Möhrensuppe mit dem Stabmixer pürieren. In Schalen anrichten und vor dem Servieren nach Belieben zur Deko etwas Kokosmilch darüberträufeln.

FENCHELSUPPE

ZUTATEN FÜR 1 PORTION

250 g Fenchel
1 mittlere Zwiebel
1–2 TL Olivenöl
450 ml Knochenbrühe (siehe Seite 212 oder ein Fertigprodukt) oder Gemüsebrühe
Salz

Zusätzlich
1 Stabmixer

ZUBEREITUNG

1. Den Fenchel abspülen, abtropfen lassen und putzen. Eventuell das Fenchelgrün beiseitelegen. Die Fenchelknollen vierteln und quer in schmale Streifen schneiden. Die Zwiebel abziehen, halbieren und in kleine Würfel schneiden.
2. Das Olivenöl in einem Topf erhitzen. Die Fenchelstreifen und die Zwiebeln darin zart andünsten. Etwas Wasser dazugießen und den Fenchel zugedeckt etwa 40 Minuten bei mittlerer Hitze garen.
3. Die Knochen- oder Gemüsebrühe hinzugießen, die Fenchelsuppe kurz aufkochen lassen und mit dem Stabmixer pürieren.
4. Die Fenchelsuppe mit Salz abschmecken und mit dem eventuell beiseitegelegten Fenchelgrün bestreuen und servieren.

WURZELGEMÜSE AUS DEM OFEN

ZUTATEN FÜR 2 PORTIONEN

2 Möhren
2 Pastinaken
1 TL Schwarzkümmel
2 TL Koriandersamen
1 Prise gemahlener Zimt
3 EL Olivenöl
Meersalz

Zusätzlich
1 flache Auflaufform
etwas Kokosöl für die Form

TIPP
In Phase 2 kann man auch noch eine Süßkartoffel dazunehmen. Ab Phase 4 kann man 150 Gramm Ziegenweich- oder Schafskäse darüber verteilen. Das gibt dem Gemüse eine weitere Geschmackskomponente.

ZUBEREITUNG

1. Den Backofen auf 180 °C (Ober-/Unterhitze) vorheizen.
2. Die Möhren und die Pastinaken jeweils abspülen, abtropfen lassen, putzen, schälen und in dünne Streifen schneiden. Die Auflaufform mit etwas Kokosöl einfetten und das Gemüse darin verteilen.
3. Den Schwarzkümmel und den Koriandersamen im Mörser oder in einer Gewürzmühle mahlen. Die gemahlenen Gewürze mit 1 Prise Zimt, dem Olivenöl und dem Salz vermischen und über dem Gemüse verteilen.
4. Die Auflaufform auf dem Rost in den vorgeheizten Backofen schieben und das Wurzelgemüse etwa 30 Minuten backen.

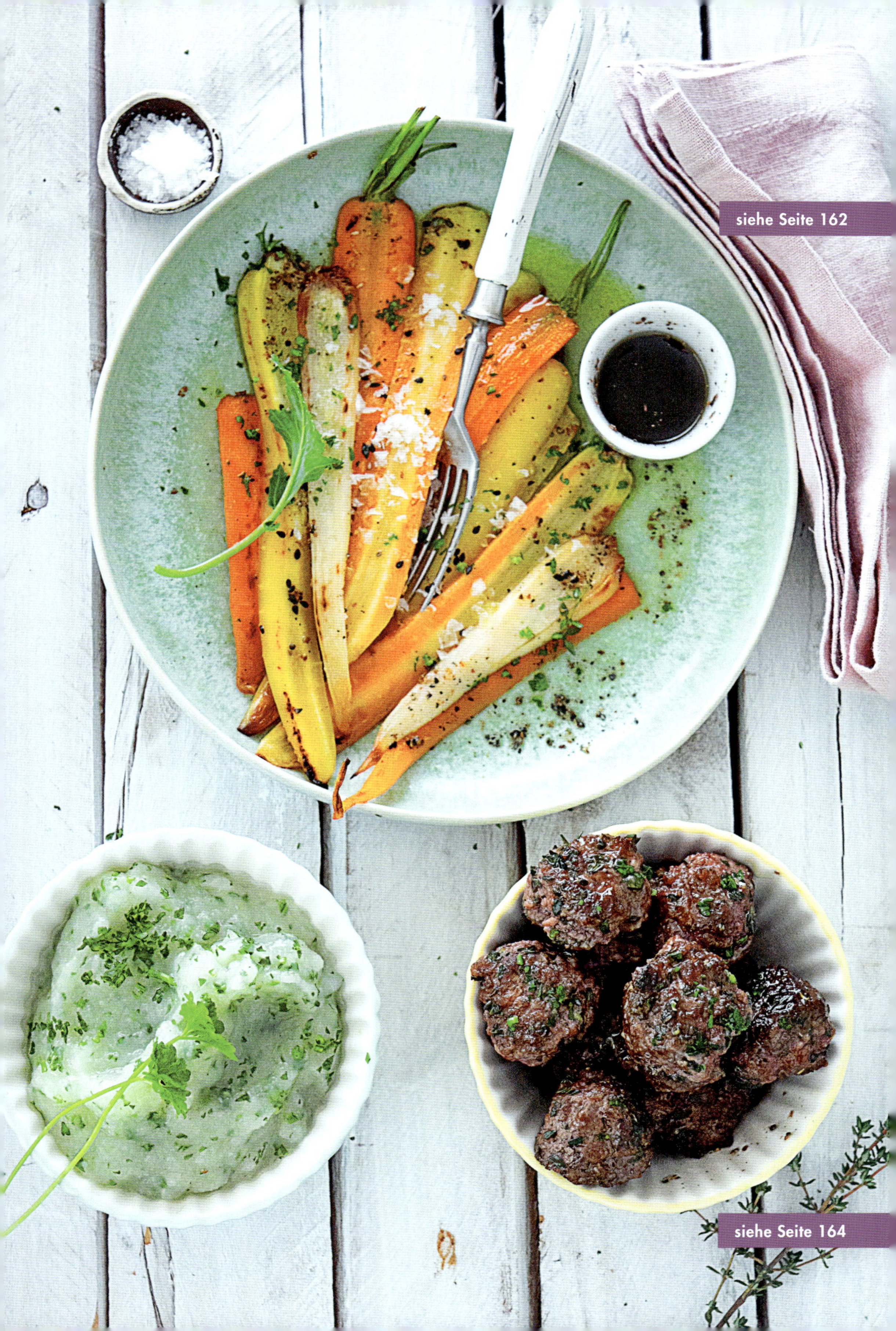
siehe Seite 162
siehe Seite 164

KRÄUTERFRIKADELLEN MIT GEDÜNSTETEM KOHLRABIPÜREE

ZUTATEN FÜR 2 PORTIONEN

2 Kohlrabi
Salz
500 g Hackfleisch vom Weiderind
1 TL Meersalz
1 TL gehackter Salbei
½ TL Thymianblättchen
1 Messerspitze gemahlene Gewürznelken
2 TL gehackte Petersilie

TIPP
Die Hackbällchen lassen sich auch gut transportieren. Ich finde, beides schmeckt auch gut kalt, aber das ist natürlich Geschmackssache.

ZUBEREITUNG

1. Die Kohlrabi abspülen, schälen und in kleine Würfel schneiden. Kohlrabi mit wenig Wasser und Salz in einen Topf geben und 30–40 Minuten darin dünsten, bis er ganz weich ist.
2. In der Zwischenzeit den Backofen auf 220 °C (Ober-/Unterhitze) vorheizen.
3. Das Hackfleisch in eine Schüssel geben und mit dem Meersalz, dem Salbei, dem Thymian und den Gewürznelken würzen. Aus der Hackfleischmasse mit angefeuchteten Händen kleine Bällchen formen. Die Hackfleischbällchen auf ein Backblech (mit Backpapier belegt) legen und das Backblech in den vorgeheizten Backofen schieben. Die Hackbällchen etwa 20 Minuten backen.
4. Die Kohlrabiwürfel mit einem Kartoffelstampfer zu einem Mus zerstampfen, die gehackte Petersilie unterheben und das Kohlrabipüree noch einmal mit Salz abschmecken.
5. Die Kräuterfrikadellen mit dem Kohlrabipüree auf 2 Tellern anrichten und servieren.

MUSCHELEINTOPF

ZUTATEN FÜR 1 PORTION

500 g Miesmuscheln
1 Bund Suppengemüse (Möhren, Sellerie, Lauch)
3 EL Olivenöl
200 ml Wasser

TIPP
Ich liebe alles, was aus dem Meer kommt. Meeresprotein jeglicher Art ist für den menschlichen Verdauungstrakt besonders leicht zu verdauen und daher eine großartige Proteinquelle – vor allem, wenn die Verdauungsleistung eingeschränkt ist. Leider verursachen Meeresfrüchte mitunter schwere Typ-1-Allergien. In solchen Fällen müssen sie natürlich strikt vermieden werden.

ZUBEREITUNG

1. Die Muscheln in reichlich kaltem Wasser gründlich waschen. Die Muscheln einzeln abbürsten, bis sie nicht mehr sandig sind (Muscheln, die sich beim Waschen öffnen, sind ungenießbar). Eventuell vorhandene Fäden (Bartbüschel) entfernen.
2. Das Suppengemüse abspülen, trocken tupfen und putzen. Die Möhren und den Sellerie schälen und in kleine Stücke schneiden. Den Lauch längs halbieren, gründlich waschen, abtropfen lassen, putzen und in Streifen schneiden.
3. Das Olivenöl in einem großen Topf erhitzen und das Suppengemüse darin andünsten. Die Muscheln hinzugeben und das Wasser hinzugießen. Die Muscheln im zugedeckten Topf zum Kochen bringen und unter Rütteln des Topfes etwa 5 Minuten garen.
4. Die Muscheln mit einer Schaumkelle aus der Kochflüssigkeit nehmen (Muscheln, die sich nach dem Garen nicht öffnen, sind ungenießbar) und mit etwas Sud anrichten.

OKTOPUS AUF MEDITERRANEM GEMÜSE

ZUTATEN FÜR 3–4 PORTIONEN

1 mittelgroßer Oktopus
300 ml Wasser
Salz
1 daumengroßes Stück frischer Ingwer
200 g Möhren
1 Pastinake
2 Stangen Lauch
2 Stängel Thymian
5 Knoblauchzehen
etwas gehackter Rosmarin
reichlich gutes Olivenöl
Salzflocken

Zusätzlich
1 Schnellkochtopf

TIPP
Wer keinen Schnellkochtopf besitzt, gart den Oktopus in einem normalen Topf zugedeckt bei geringer Hitze etwa 60 Minuten. Die Zubereitung im Schnellkochtopf ist aber absolut empfehlenswert.

ZUBEREITUNG

1. Den Oktopus gründlich waschen und mit dem Wasser und Salz in den Schnellkochtopf geben. Den Ingwer schälen und hinzugeben. Den Oktopus etwa 20 Minuten garen. Dadurch wird er superzart und hat nichts Gummiartiges mehr an sich.
2. In der Zwischenzeit den Backofen auf 200 °C (Ober-/Unterhitze) vorheizen.
3. Die Möhren und die Pastinake abspülen, abtropfen lassen, putzen, schälen und in Streifen schneiden. Die Lauchstangen längs halbieren, gründlich waschen, abtropfen lassen, putzen und ebenfalls in Streifen schneiden. Den Thymian abspülen, trocken tupfen und die Blättchen von den Stängeln zupfen.
4. Das vorbereitete Gemüse mit dem ungeschälten Knoblauch auf einem Backblech (mit Backpapier belegt) verteilen. Die Thymianbättchen mit dem gehackten Rosmarin über das Gemüse streuen. Das Gemüse mit dem Olivenöl beträufeln und mit den Salzflocken würzen. Das gemischte Gemüse etwa 30 Minuten garen.
5. Den Oktopus in einem Sieb abtropfen lassen. Den Kopf abschneiden und den Rest in Scheiben schneiden. Zum Ende der Gemüsegarzeit die Oktopusscheiben kurz mit auf das Gemüse geben und damit noch einmal erwärmen.
6. Den Oktopus auf dem gemischten Gemüse auf 3–4 Tellern anrichten und servieren.

BLUMENKOHL-PASTINAKEN-PÜREE

ZUTATEN FÜR 4 PORTIONEN

1 Blumenkohl
2 mittelgroße Pastinaken
2 Knoblauchzehen
1 TL gutes Olivenöl
Salz

TIPPS

1. Im Instant Pot gart das Gemüse nur etwa 4 Minuten.
2. Das Püree schmeckt als Beilage wunderbar zu Fleisch oder Fisch. Mit ein paar grünen Kräutern verfeinert, können Sie es aber auch als Hauptgericht genießen.

ZUBEREITUNG

1. Von dem Blumenkohl die Blätter und die schlechten Stellen entfernen, den Strunk abschneiden. Den Blumenkohl in Röschen teilen. Die Blumenkohlröschen abspülen und abtropfen lassen. Die Pastinaken abspülen, abtropfen lassen, putzen, schälen und in Würfel schneiden. Den Knoblauch abziehen und fein hacken.
2. Das vorbereitete Gemüse und den Knoblauch mit etwas Wasser in einen Topf geben und zugedeckt 20–25 Minuten bei mittlerer Hitze garen.
3. Das Gemüse in einem Sieb abtropfen lassen, etwas ausdrücken und in den Topf zurückgeben. Mit einem Kartoffelstamper zu einem Püree zerdrücken und mit dem Olivenöl und Salz abschmecken.

BALSAMICO-ROASTBEEF

ZUTATEN FÜR 8 PORTIONEN

1 Zwiebel
4 Knoblauchzehen
1 Stängel Thymian
½ TL Salz
1 TL gemahlener Kaffee
1 TL Balsamicoessig
2 kg Roastbeef
1 EL Olivenöl
400 g Blattsalat nach Wahl

Zusätzlich
1 (Hochleistungs-)Mixer
1 feuerfeste Pfanne
1 Fleischthermometer

TIPP

1. Das Rezept funktioniert natürlich auch mit einer kleineren Portion Fleisch, die Garzeit ist dann deutlich kürzer.

2. Das Balsamico-Roastbeef schmeckt sehr gut mit glasierten Maronen (Rezept siehe Seite 178) und einem gemischten Salat.

ZUBEREITUNG

1. Den Backofen auf 120 °C (Ober-/Unterhitze) vorheizen.
2. Die Zwiebel abziehen, halbieren und fein hacken. Den Knoblauch ebenfalls abziehen und fein hacken. Den Thymian abspülen, trocken tupfen und die Blättchen vom Stängel zupfen. Die Blättchen fein hacken.
3. Die Zwiebeln mit dem Knoblauch, dem Thymian, dem Salz, dem Kaffeepulver und dem Essig in den Mixer geben und gut durchmixen. Das Fleisch damit von allen Seiten einreiben.
4. Das Olivenöl in einer feuerfesten Pfanne erhitzen und das Fleisch darin von allen Seiten anbraten. Die Pfanne auf dem Rost in den vorgeheizten Backofen schieben und das Fleisch etwa 120 Minuten garen, bis eine Innentemperatur von 55 °C erreicht ist.

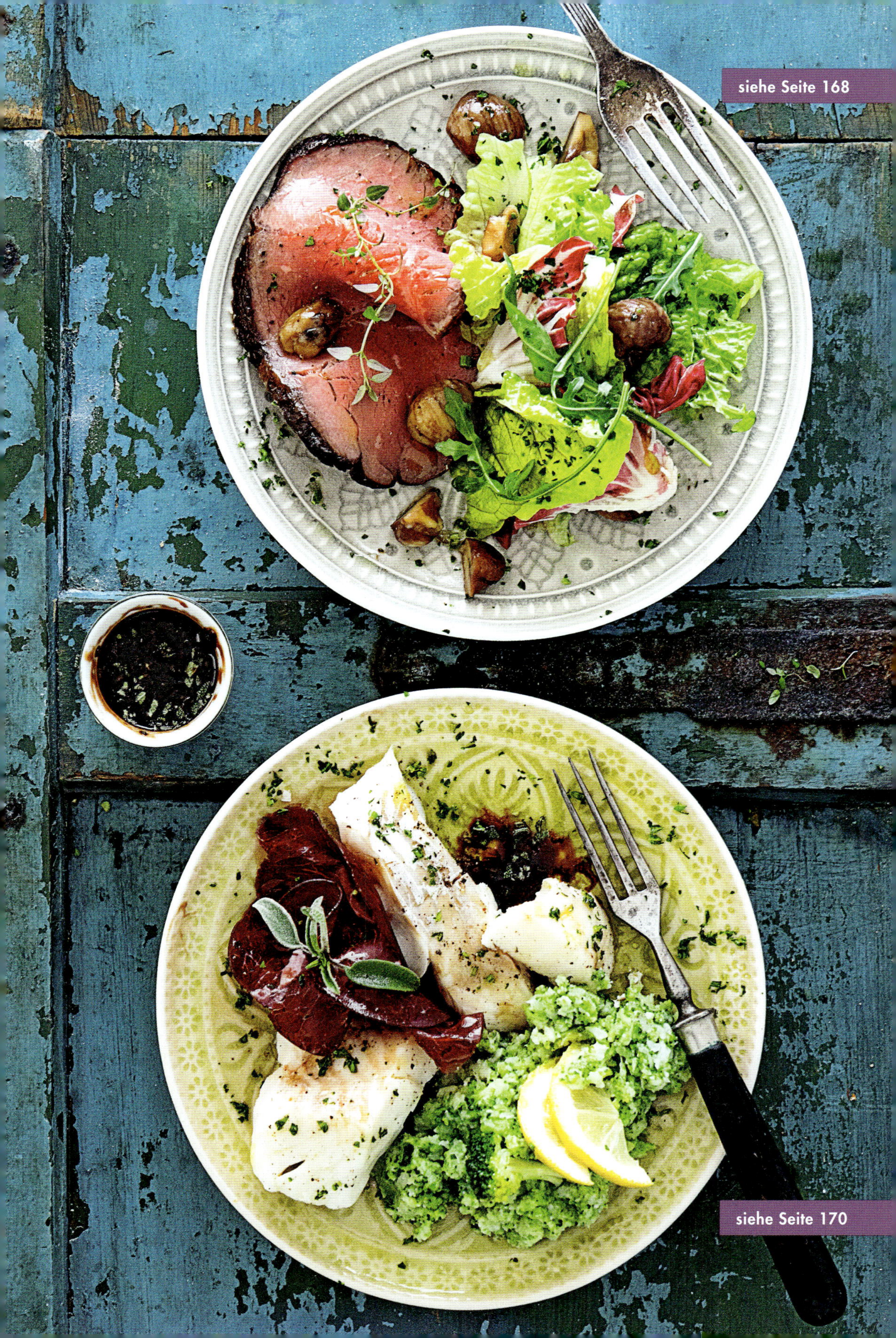
siehe Seite 168
siehe Seite 170

KABELJAU MIT BROKKOLI-BLUMENKOHL-STAMPF

ZUTATEN FÜR 2 PORTIONEN

150 g Blumenkohlröschen
150 g Brokkoliröschen
Salz
2 Kabeljaufilets
Meersalz nach Geschmack
2 TL Ahornsirup
2 TL Balsamicoessig
½ TL gehackter Salbei
Saft von 1 Zitrone
2 Scheiben Bresaola (luftgetrockneter Rinderschinken)
frische Petersilie zum Garnieren

ZUBEREITUNG

1. Die Blumenkohl- und Brokkoliröschen abspülen, trocken tupfen und in einen Topf geben. Wenig Wasser hinzugießen. Das Gemüse mit Salz würzen und zugedeckt etwa 10 Minuten dünsten.
2. Die Fischfilets unter fließendem kaltem Wasser abspülen, trocken tupfen und mit Salz würzen. Die Fischfilets auf das Gemüse legen und alles zugedeckt weitere 10–20 Minuten bei geringer Hitze garen.
3. Den Fisch aus dem Topf nehmen. Das Gemüse mit einem Kartoffelstamper zu einem Püree zerstampfen. Ahornsirup, Essig, Salbei und Zitronensaft zu einer Sauce mischen. Mit Salz abschmecken.
4. Jeweils 1 Scheibe Bresaola auf einen Teller legen, den Fisch darauflegen und den Brokkoli-Blumenkohl-Stampf dazu anrichten. Alles nach Geschmack salzen und mit der Sauce und der gehackten Petersilie garnieren.

SHREDDED BEEF UND KRAUTSALAT

ZUTATEN FÜR 6 PORTIONEN

Für das Fleisch
1 TL Räuchersalz
1 EL Meersalz
1 TL gehackter Thymian
1 TL gehackter Rosmarin
½ EL Knoblauchpulver
1 TL geriebener grüner Tee
1,5 kg Rinderbrust
150 ml Apfelessig

Für den Krautsalat
½ Kopf Weißkohl
Salz
½ EL Apfelessig
etwas Erythrit (Zuckeraustauschstoff)

Zusätzlich
1 Slow Cooker

TIPPS
1. Statt das Fleisch im Slow Cooker zu garen, können Sie es in einen feuerfesten Topf geben und im Backofen bei 120 °C (Ober-/Unterhitze) 6–8 Stunden garen.
2. Ab Phase 2 können Sie ein Maniokbrötchen (siehe Seite 137) dazu genießen.

ZUBEREITUNG

1. Für das Fleisch alle Gewürze mit dem Tee gründlich mischen. Die Rinderbrust von allen Seiten damit gründlich einreiben und in eine flache Schale legen. Die Rinderbrust zugedeckt in den Kühlschrank stellen und am besten über Nacht ziehen lassen.
2. Die marinierte Rinderbrust mit dem Apfelessig in den Slow Cooker geben und etwa 12 Stunden auf Stufe Low garen, dabei den Slow Cooker nicht öffnen.
3. Für den Krautsalat vom Weißkohl die äußeren, welken Blätter entfernen. Den Kohl halbieren und den Strunk herausschneiden. Kohlviertel abspülen, abtropfen lassen und in feine Streifen schneiden oder hobeln. Die Kohlstreifen in eine große Schüssel geben und 1 Teelöffel Salz hinzufügen. Den Kohl mit den Händen kneten, bis sich einige Flüssigkeit gebildet hat und der Kohl »weich« ist. Dann mit dem Apfelessig und Erythrit abschmecken.
4. Das fertig gegarte Fleisch mit dem Krautsalat anrichten und servieren.

HAUPTGERICHTE – REZEPTE FÜR PHASE 2

KOKOSSUPPE MIT HUHN

ZUTATEN FÜR 2 PORTIONEN

250 g Möhren
250 g Süßkartoffeln
1 Zwiebel
1 Knoblauchzehe
2 Hähnchenbrustfilets
2 EL Öl
Salz
frisch gemahlener schwarzer Pfeffer
400 ml Gemüsebrühe
200 ml Kokosmilch
½ Bund Koriander
2 TL Zitronensaft

ZUBEREITUNG

1. Die Möhren und die Süßkartoffeln abspülen, abtropfen lassen, putzen, schälen und in grobe Stücke schneiden. Die Zwiebel abziehen und in kleine Würfel schneiden. Den Knoblauch ebenfalls abziehen und durch eine Knoblauchpresse drücken.
2. Die Hähnchenbrustfilets in 1–2 Zentimeter große Stücke schneiden.
3. Das Öl in einem Topf erhitzen. Die Möhren- und Süßkartoffelstücke, die Zwiebelwürfel und den Knoblauch darin bei niedriger Hitze andünsten, salzen und pfeffern. Die Gemüsebrühe und die Kokosmilch hinzugießen und die Hähnchenstücke dazugeben. Die Kokossuppe zum Kochen bringen und zugedeckt etwa 12 Minuten bei mittlerer Hitze kochen lassen.
4. Den Koriander abspülen, trocken tupfen und die Blättchen von den Stängeln zupfen. Die Blättchen grob hacken. 4 Esslöffel gehackte Korianderblättchen und den Zitronensaft dazugeben und die Suppe noch einmal mit Salz abschmecken.

SARDINEN UND GEGRILLTE SÜSSKARTOFFELSCHEIBEN

ZUTATEN FÜR 1 PORTION

1 Süßkartoffel
etwas Olivenöl
Salzflocken
2 Stängel Rosmarin
125 g Sardinen in Olivenöl (aus der Dose)

TIPPS

1. Die Süßkartoffeln eignen sich auch prima für einen sommerlichen Grillabend. Dann die vorbereiteten Süßkartoffelscheiben auf dem Kugelgrill bei geschlossenem Deckel garen.
2. Gegrillte Süßkartoffeln schmecken auch kalt und geben zusammen mit den Sardinen für Hartgesottene ein reichhaltiges Frühstück ab.

ZUBEREITUNG

1. Den Backofengrill vorheizen.
2. Die Süßkartoffel abspülen, abtropfen lassen, putzen, schälen und in Scheiben schneiden. Die Süßkartoffelscheiben mit Olivenöl einreiben, mit Salzflocken würzen und auf ein Backblech (mit Backpapier belegt) legen.
3. Den Rosmarin abspülen, sorgfältig trocken tupfen, in größere Stücke zupfen und auf die Süßkartoffeln legen.
4. Das Backblech unter den vorgeheizten Backofengrill schieben und die Süßkartoffelscheiben von beiden Seiten 4 Minuten übergrillen.
5. Die gegrillten Süßkartoffeln mit den Sardinen auf einem Teller anrichten und servieren.

KALBSSCHNITZEL MIT SALBEI UND SPINAT

ZUTATEN FÜR 2 PORTIONEN

1 Zwiebel
500 g frischer Blattspinat
2–3 TL Olivenöl
Salz
1 Prise frisch geriebene Muskatnuss
300 g Kalbsschnitzel vom Weidekalb
frisch gemahlener schwarzer Pfeffer
ca. 10 Blätter Salbei
200 g Schinken vom Wild- oder Eichelschwein (aus dem italienischen oder spanischen Supermarkt oder online bestellen)

Zusätzlich
Zahnstocher

TIPPS

1. Die Schnitzel vom Weidekalb sollten sehr fein geschnitten sein. Bekommen Sie keine Kalbsschnitzel, können Sie auch normales Steak vom Weiderind verwenden.
2. Wer lieber pürierten Spinat mag, kann ihn nach dem Dünsten mit dem Stabmixer pürieren. Mich erinnert der auf diese Art zubereitete klassische Spinat immer an meine Oma und ich liebe ihn so.
3. Für ein paar zusätzliche Kohlenhydrate servieren Sie eines der Süßkartoffelrezepte (siehe Seite 199) oder die Maronen (siehe Seite 178) dazu.

ZUBEREITUNG

1. Die Zwiebel abziehen, halbieren und fein hacken. Den Blattspinat verlesen und die dicken Stiele entfernen. Den Spinat gründlich waschen, in eine Schüssel geben, mit kochendem Wasser übergießen, gründlich ausdrücken und in Streifen schneiden.
2. Etwas Olivenöl in einem Topf erhitzen und die gehackte Zwiebel kurz darin andünsten. Die Spinatstreifen hinzugeben und mitdünsten. Mit Salz und Muskat abschmecken.
3. Die Kalbsschnitzel mit einem Nudelholz ganz dünn ausrollen. Von beiden Seiten salzen und pfeffern und mit dem Salbei belegen. Zum Schluss den Schinken darauflegen und mit einem Zahnstocher feststecken.
4. Das restliche Olivenöl in einer Pfanne erhitzen und die Kalbsschnitzel darin von beiden Seiten 1–2 Minuten anbraten.
5. Die Kalbsschnitzel mit Salbei und dem Spinat servieren.

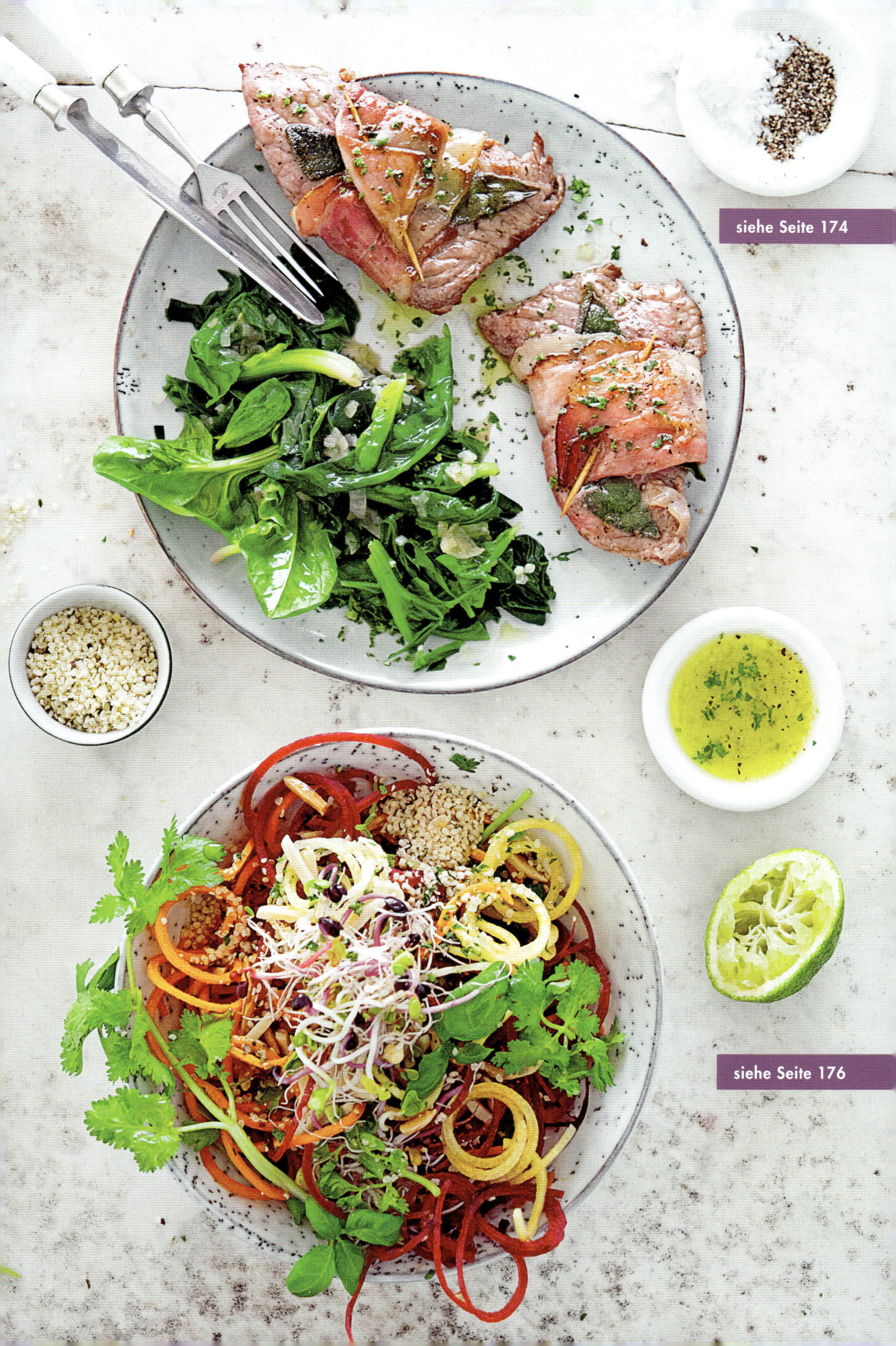

siehe Seite 174

siehe Seite 176

RÜBENSPIRALEN-KRÄUTER-SALAT

ZUTATEN FÜR 1 PORTION

2 Möhren
2 kleine Rote-Bete-Knollen
½ Bund Basilikum
½ Bund Koriander
3 EL gehackte Mandeln
1 EL geschälte Hanfsamen
1 Bio-Limette (unbehandelt, ungewachst)
3 EL Olivenöl
½ TL Fischsauce
3 TL Erythrit (Zuckeraustauschstoff)

TIPPS

1. Wer keinen Koriander mag, kann stattdessen ½ Bund Petersilie in den Salat geben.
2. Man kann die Möhren und die Rote Bete auch einfach mit dem Küchenhobel klein raspeln, aber Spiralen sehen viel schöner aus und das Auge isst ja bekanntlich mit.
3. Fleischesser können noch 200 Gramm Hähnchenbrust braten und in Würfel schneiden sowie mit Pfeffer und Salz würzen, um den Proteinanteil zu erhöhen.

ZUBEREITUNG

1. Die Möhren abspülen, abtropfen lassen, putzen, schälen und mit dem feinsten Spiralschneider in dünne Spiralen schneiden. Die Rote Bete gründlich waschen (am besten mit Einweghandschuhen), abtropfen lassen und schälen. Die Rote Bete ebenfalls mit dem feinsten Spiralschneider in feine Streifen schneiden.
2. Das Basilikum und den Koriander abspülen, trocken tupfen und die Blättchen von den Stängeln zupfen. Die Blättchen fein hacken. Die Kräuter mit den Gemüsespiralen, den Mandeln und den Hanfsamen in einer Schüssel mischen.
3. Die Limette heiß abwaschen und trocken tupfen. Die Schale abreiben. Die Limette halbieren und den Saft auspressen. Das Olivenöl mit der Fischsauce, etwas Limettensaft, der Limettenschale und dem Erythrit in einem Schälchen mischen. Das Dressing über den Salat geben und vorsichtig untermischen.

MARONEN

ZUTATEN FÜR 2–3 PORTIONEN

400 g Maronen
(vorgegart und vakuumverpackt)
150 ml Gemüsebrühe

TIPP
Etwas aufwendiger wird dieses Rezept, wenn Sie frische Maronen verwenden, die vor dem Garen noch geschält werden müssen. Dazu den Backofen auf 160 °C (Ober-/Unterhitze) vorheizen. Die Maronen über Kreuz einritzen und auf ein Backblech legen. Das Backblech in den vorgeheizten Backofen schieben. Die Maronen 15–20 Minuten backen. Sobald sich die Schalenspitzen an den eingeschnittenen Stellen nach außen biegen, die Maronen mit kochendem Wasser übergießen, damit sich die gelbe Haut entfernen lässt. Die Maronen schälen, dabei die pelzige Innenhaut ebenfalls entfernen.

ZUBEREITUNG

1. Die Maronen in einen Topf geben. Die Gemüsebrühe hinzugießen, zum Kochen bringen und die Maronen etwa 15 Minuten dünsten.

GLASIERTE MARONEN

ZUTATEN FÜR 2–3 PORTIONEN

400 g Maronen
(vorgegart und vakuumverpackt)
100 ml Knochenbrühe
(siehe Seite 212 oder ein Fertigprodukt)
2 EL Ahornsirup
2 EL Balsamicoessig
Salz

ZUBEREITUNG

1. Die Maronen mit der Knochenbrühe in einen Topf geben, mit dem Ahornsirup, dem Essig und etwas Salz zum Kochen bringen und die Maronen so lange darin kochen, bis die Flüssigkeit fast vollständig verkocht ist.

GUT ZU WISSEN

Die glasierten Maronen sind eine herrlich deftige und energiedichte Beilage. Doch Vorsicht bei Histaminintoleranz: Die Knochenbrühe und der Essig bringen an sich schon viel Histamin beziehungsweise Histidin mit, der längere Kochprozess führt dann dazu, dass zusätzlich sehr viel Histidin in Histamin umgesetzt wird!

Die Maronen- beziehungsweise Kastanienrezepte eignen sich sehr gut als Ersatz für Kartoffelrezepte. Maronen sind nicht mit den Nüssen verwandt und haben keine Kreuzallergien zu ihnen.

KOHLRABINUDELN MIT GEBEIZTEM LACHS

ZUTATEN FÜR 1 PORTION

2 Kohlrabi
½ Zwiebel
1 EL Olivenöl
200 g Wildlachs
Saft von 1 Zitrone
Salz

TIPP
Ein paar Carbs gefällig? Dann etwas Reis oder ½ Maniokbrötchen (siehe Seite 137) dazu servieren.

ZUBEREITUNG

1. Die Kohlrabi abspülen, abtropfen lassen, putzen, schälen und in sehr dünne lange Streifen schneiden. Die Zwiebelhälfte abziehen und fein hacken.
2. Das Olivenöl in einer Pfanne erhitzen und die Zwiebeln darin andünsten. Die Kohlrabinudeln dazugeben und kurz mitdünsten.
3. Den Lachs unter fließend kaltem Wasser abspülen, trocken tupfen und in kleine Würfel schneiden. Mit dem Zitronensaft beträufeln, salzen und mit den Kohlrabinudeln vermischen.

LAMMKOTELETTS MIT QUITTENRAGOUT

ZUTATEN FÜR 4 PORTIONEN

3 Quitten
2 große Gemüsezwiebeln
1 Knoblauchzehe
1 daumenbreites Stück frischer Ingwer
1 Bund Koriander
2 TL Olivenöl
½ TL gemahlener Zimt
3 Kardamomkapseln
3 Macisblüten
1 Prise frisch gemahlener schwarzer Pfeffer
½ TL gemahlener Kurkuma
optional: 1 Prise Galgant
1 Prise Safran
Salzflocken
4 Lammkottelets

Zusätzlich
1 feuerfeste Pfanne
1 Fleischthermometer

TIPPS

1. Die Gewürze haben ein hohes antientzündliches Potenzial. Kurkuma wirkt direkt auf Interleukin-6 und ist damit vor allem im akuten Schub oder bei einer Infektionskrankheit extrem hilfreich.
2. Quitten bekommt man nach wie vor eigentlich nur in der Saison. Deshalb behält dieses Gericht seinen besonderen saisonalen Charakter und läutet den Herbst ein.
3. Dieses Rezept ist herrlich orientalisch und erfüllt das ganze Haus mit seinem außergewöhnlichen Duft. Da es ohne großen Aufwand so viel hermacht, können Sie es bestens bei einer Familienfeier servieren.

HINWEIS
Safran ist hier essenziell; auch wenn es ein sehr teures Gewürz ist, macht es den besonderen Reiz des Rezeptes aus.

ZUBEREITUNG

1. Die Quitten mit einem Tuch trocken abreiben, um den Flaum zu entfernen. Die Quitten abspülen, abtropfen lassen, halbieren und die Kerne und die Blütenansätze entfernen. Die Quittenhälften in Würfel schneiden. Die Gemüsezwiebeln abziehen. 1 Zwiebel auf einem Küchenhobel reiben oder in der Küchenmaschine zu einer Paste verarbeiten. Die restliche Zwiebel in Achtel schneiden.
   Den Knoblauch abziehen und fein würfeln. Den Ingwer schälen und fein reiben. Den Koriander abspülen, trocken tupfen und die Blättchen von den Stängeln zupfen. Die Blättchen fein hacken.
2. Etwas Olivenöl in einer Pfanne erhitzen. Alle Gewürze mischen, die Hälfte beiseitestellen, die andere Hälfte im Olivenöl darin etwa 2 Minuten anbraten. Die Zwiebeln und die Quitten hinzugeben und ebenfalls kurz mitbraten. Alles gut salzen und etwas Wasser hinzugießen. Das Quittenragout zugedeckt etwa 30 Minuten bei geringer Hitze schmoren.
3. In der Zwischenzeit den Backofen auf 80 °C (Ober-/Unterhitze) vorheizen.
   Alle Zutaten in einer Schüssel mischen. Die Lammkottelets hinzugeben und gründlich mit der beiseitegestellten Würzmischung einreiben.
4. Das restliche Olivenöl in der feuerfesten Pfanne erhitzen und die Kottelets darin von allen Seiten sehr scharf anbraten. Die Pfanne auf dem Rost in den vorgeheizten Backofen schieben und die Kottelets etwa 15 Minuten garen, bis eine Innentemperatur von 55 °C erreicht ist. Das Lamm sollte innen rosig, aber nicht blutig sein.
5. Die Lammkottelets mit dem Quittenragout auf 4 Tellern anrichten und servieren.

LACHSKÜCHLEIN

ZUTATEN FÜR 2–3 PORTIONEN

500 g Wildlachs
½ Avocado
1 Bund Koriander
70 g Maniokmehl
30 g Kokosflocken
2 Eier
1 TL gemahlener Kurkuma
½ TL Salz
1 EL Kokosöl zum Ausbraten

TIPPS

1. Die Lachsküchlein schmecken sehr gut mit einem grünen Salat.
2. Auch kalt sind sie ausgezeichnet und eignen sich wunderbar zum Mitnehmen.

ZUBEREITUNG

1. Den Lachs unter fließendem kaltem Wasser abspülen, trocken tupfen, sehr fein hacken und in eine Schüssel geben. Von der Avocadohälfte eventuell noch den Stein herauslösen. Das Fruchtfleisch mit einem Löffel aus der Avocado herauslösen, mit einer Gabel grob zerdrücken und hinzugeben.
2. Den Koriander abspülen, trocken tupfen und die Blättchen von den Stängeln zupfen. Die Blättchen fein hacken. Den Koriander mit dem Maniokmehl, den Kokosflocken und den Eiern zum Lachs geben, mit dem Kurkuma und dem Salz würzen und alles gut vermischen.
3. Das Kokosöl in einer großen Pfanne erhitzen. Je 1 Esslöffel Fischmasse in die Pfanne geben und die Lachsküchlein portionsweise von beiden Seiten bei mittlerer Hitze goldbraun braten.

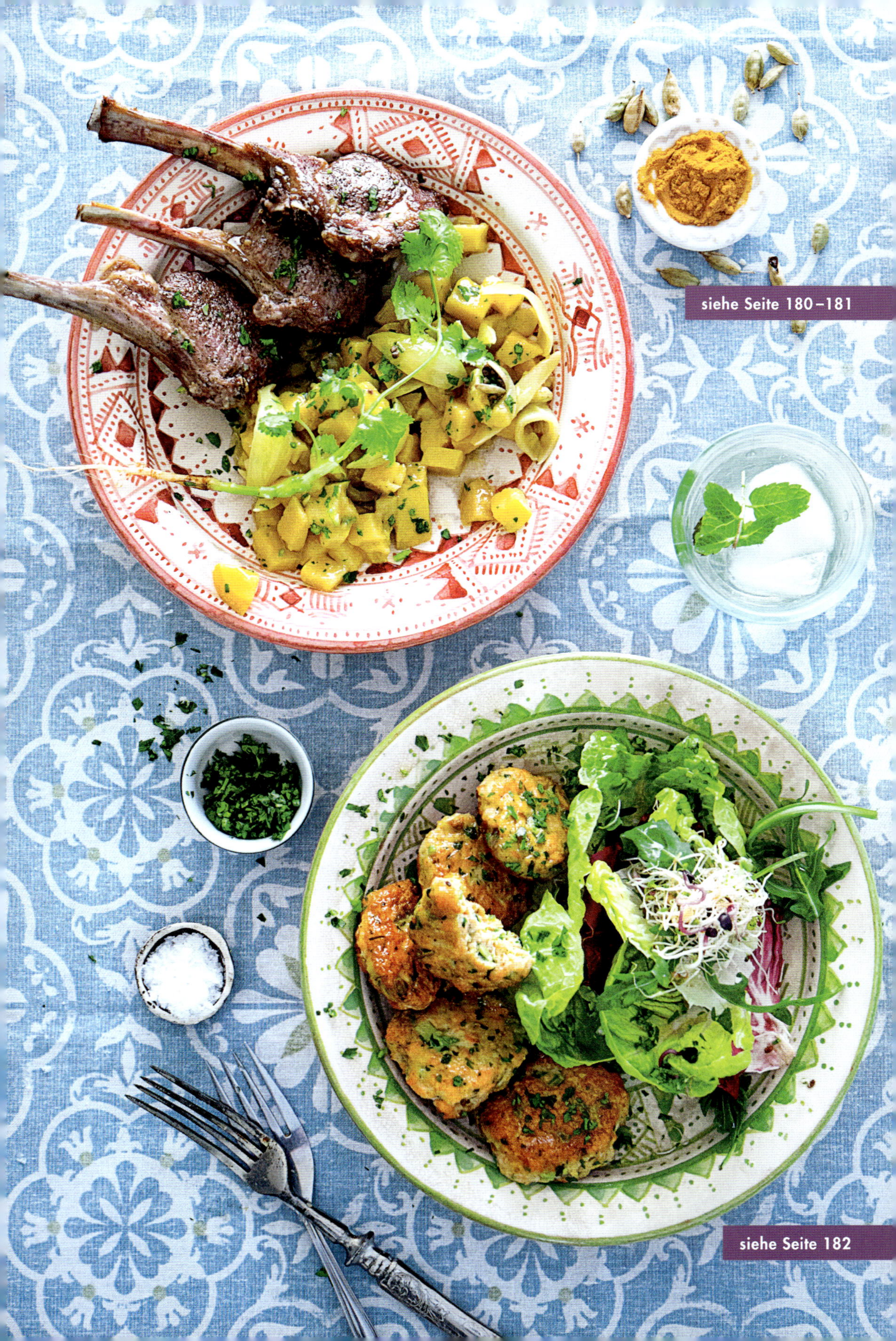

siehe Seite 180–181

siehe Seite 182

THUNFISCH MIT MANDELMUS UND BROKKOLI

ZUTATEN FÜR 1–2 PORTIONEN

400 g TK-Brokkoli
(oder ein anderes Gemüse nach Wahl)
Salz
125 g Thunfisch im eigenen Saft
(aus der Dose)
1 EL Mandelmus

ZUBEREITUNG

1. Den Brokkoli mit etwas Wasser in einen Topf geben, gut salzen und etwa 15 Minuten gar dünsten.
2. Den Thunfisch mit dem Mandelmus vermischen und vorsichtig unter den Brokkoli heben. Das Gericht sieht zwar nicht so hübsch aus, schmeckt aber super!

ROTE-BETE-HÜHNCHEN

ZUTATEN FÜR 1 PORTION

200 g Rote Bete (vakuumverpackt)
200 g Hühnerbrustfilet
½ EL Olivenöl
Salz
1 kleiner Kokosjoghurt (120 g)
Kräutersalz

TIPP
Ein paar Carbs gefällig? Dann etwas Reis oder ½ Maniokbrötchen (siehe Seite 137) dazu servieren.

ZUBEREITUNG

1. Die Rote Bete in dünne Scheiben schneiden. Das Fleisch in Streifen schneiden.
2. Das Olivenöl in einer Pfanne erhitzen und die Rote-Bete-Scheiben und die Fleischstreifen kurz und scharf darin anbraten. Dann salzen.
3. Den Joghurt mit Kräutersalz abschmecken.
4. Das Rote-Bete-Hühnchen mit dem Joghurt auf 1 Teller anrichten und servieren.

KRÄUTERSALAT MIT PISTAZIEN

ZUTATEN FÜR 1 PORTION

½ Bund Minze
½ Bund Petersilie
¼ Bund Dill
1 Frühlingszwiebel
1 Fenchelknolle
3 EL Olivenöl
1 EL weißer Balsamicoessig
2 TL Erythrit (Zuckeraustauschstoff)
etwas von 1 Bio-Zitronenschale (unbehandelt, ungewachst)
50 g gehackte Pistazien

TIPP
Mit seinem sehr satten Grün ist dieser Salat nicht nur optisch ein Erlebnis, sondern auch geschmacklich außergewöhnlich.

ZUBEREITUNG

1. Alle Kräuter abspülen und trocken tupfen. Von der Minze und der Petersilie die Blättchen von den Stängeln zupfen und grob hacken. Von dem Dill die Spitzen von den Stängeln zupfen und grob hacken.
2. Die Frühlingszwiebel abspülen, trocken tupfen und in sehr feine Streifen schneiden. Den Fenchel abspülen, abtropfen lassen und putzen. Das Fenchelgrün beiseitelegen. Die Fenchelknolle vierteln und quer in schmale Streifen schneiden. Die vorbereiteten Salatzutaten in einer Schüssel mischen.
3. Das Olivenöl, den Essig, das Erythrit und die Zitronenschale in einem Schälchen vermischen. Das Dressing über den Salat geben und den Salat mit den gehackten Pistazien bestreut servieren.

MANDEL-MANIOK-POLENTA

ZUTATEN FÜR 1–2 PORTIONEN

250 ml Gemüsebrühe
100 g blanchierte Mandeln
50 g Maniokmehl
Salz
frisch gemahlener schwarzer Pfeffer
frisch geriebene Muskatnuss

TIPP
Vor allem wenn man viel Stress hatte, fehlt einem manchmal eine Beilage mit so richtig Substanz, deren hoher Glukosegehalt innerhalb kürzester Zeit die Nerven beruhigt. Diese Polenta kommt da genau richtig!

ZUBEREITUNG

1. Die Gemüsebrühe in einem Topf zum Kochen bringen. Die Mandeln und das Maniokmehl hinzugeben, aufkochen lassen und unter Rühren etwa 4 Minuten köcheln lassen, bis eine cremige Konsistenz erreicht ist.
2. Die Mandel-Maniok-Polenta mit Salz, Pfeffer und Muskat würzen und als Sättigungsbeilage servieren.

HAUPTGERICHTE – REZEPTE FÜR PHASE 3 UND PHASE 4

LACHS MIT REIS UND MISCHGEMÜSE

ZUTATEN FÜR 1 PORTION

60 g Basmatireis
120 ml Wasser
Salz
1 EL C8-Öl
1 TL natives Kokosöl
150 g TK-Mischgemüse
200 g TK-Lachs
1–2 Stängel Dill

TIPP
Mein Liebling für das Reiskochen ist mein Instant Pot: perfekter Reis in etwa 3 Minuten. Ansonsten geht es aber auch in etwa 15 Minuten im normalen Topf.

ZUBEREITUNG

1. Den Reis zweimal gründlich waschen, um überschüssige Stärke zu entfernen. Den Reis mit dem Wasser und etwas Salz in einen Topf geben und zugedeckt bei starker Hitze zum Kochen bringen. Dann zugedeckt etwa 15 Minuten bei schwacher Hitze quellen lassen. Das C8-Öl unterrühren.
2. 1 Teelöffel Kokosöl in einer Pfanne schmelzen lassen. Das Mischgemüse dazugeben und salzen. Den Lachs daraufsetzen und beides zugedeckt etwa 8–10 Minuten bei geringer Hitze garen.
3. Den Dill abspülen, trocken tupfen und die Spitzen von den Stängeln zupfen. Die Spitzen fein hacken.
4. Den Lachs mit Reis und Mischgemüse auf 1 Teller anrichten, mit dem gehackten Dill bestreuen und servieren.

SALBEIFRIKADELLEN

ZUTATEN FÜR 2–3 PORTIONEN

500 g gemischtes Hackfleisch (halb Lamm-, halb Rindfleisch)
6 Blätter Salbei
½ TL Knoblauchpulver
Salz
frisch gemahlener schwarzer Pfeffer
40 g Parmesan

TIPPS

1. Sie können die Frikadellen auch in der Pfanne braten. Das erzeugt aber eine deutlich höhere Geruchsbelästigung und macht mehr Arbeit.
2. Die Salbeifrikadellen schmecken gut zu allen Arten von Gemüse und/oder einem großen Salat.

ZUBEREITUNG

1. Den Backofen auf 220 °C (Ober-/Unterhitze) vorheizen.
2. Das Hackfleisch in eine Schüssel geben. Die Salbeiblätter abspülen, abtropfen lassen, fein hacken und unter das Hackfleisch kneten. Die Hackfleischmasse mit dem Knoblauch, Salz und Pfeffer kräftig würzen. Den Parmesan unterarbeiten.
3. Aus der Hackfleischmasse mit angefeuchteten Händen kleine Bällchen formen und auf ein Backblech (mit Backpapier belegt) legen. Das Backblech in den vorgeheizten Backofen schieben und die Salbeifrikadellen etwa 15 Minuten goldbraun backen.

GUT ZU WISSEN

Der klassische Parmesan Grana Padano wird aus Kuhmilch mit Alpha-2-Kasein hergestellt. Seine spezielle Fermentation geht mit Bakterien einher, die Studien zufolge eine Verbesserung der Herzleistung und eine Blutdruckregulation bei Bluthochdruck zeigten. Das gilt aber nur für den echten Parmesan und nicht für billige Ableger.

MANDELFISCH MIT BROKKOLI

ZUTATEN FÜR 2 PORTIONEN

2 Seelachsfilets
Salz
1 Ei
1 EL Maniokmehl
100 g Mandelblättchen
1–2 EL Butterschmalz
400 g Brokkoli
1 Bio-Zitrone
(unbehandelt, ungewachst)

ZUBEREITUNG

1. Den Backofen auf 180 °C (Ober-/Unterhitze) vorheizen.
2. Die Fischfilets unter fließendem kaltem Wasser abspülen, trocken tupfen und salzen. Das Ei in einem tiefen Teller verquirlen. Das Mehl auf einen zweiten und die Mandelblättchen auf einen dritten Teller geben.
3. Den Fisch zunächst im Mehl wenden, dann durch das Ei ziehen und anschließend in den Mandelblättern wenden. Die Mandeln etwas andrücken.
4. Das Butterschmalz in einer Pfanne zerlassen und den Fisch darin von beiden Seiten goldgelb anbraten. Den Mandelfisch aus der Pfanne nehmen und auf ein Backblech (mit Backpapier belegt) legen. Das Backblech in den vorgeheizten Backofen schieben und den Mandelfisch 12 Minuten backen.
5. In der Zwischenzeit von dem Brokkoli die Blätter entfernen und den Strunk abschneiden. Den Brokkoli in Röschen teilen. Den Brokkoli mit etwas Wasser in einen Topf geben und salzen. Das Wasser zum Kochen bringen und den Brokkoli etwa 5 Minuten gar dünsten.
6. Die Zitrone heiß abwaschen, trocken tupfen und in Scheiben schneiden. Den Mandelfisch mit dem Brokkoli auf 2 Tellern anrichten, mit ein paar Zitronenscheiben garnieren und servieren.

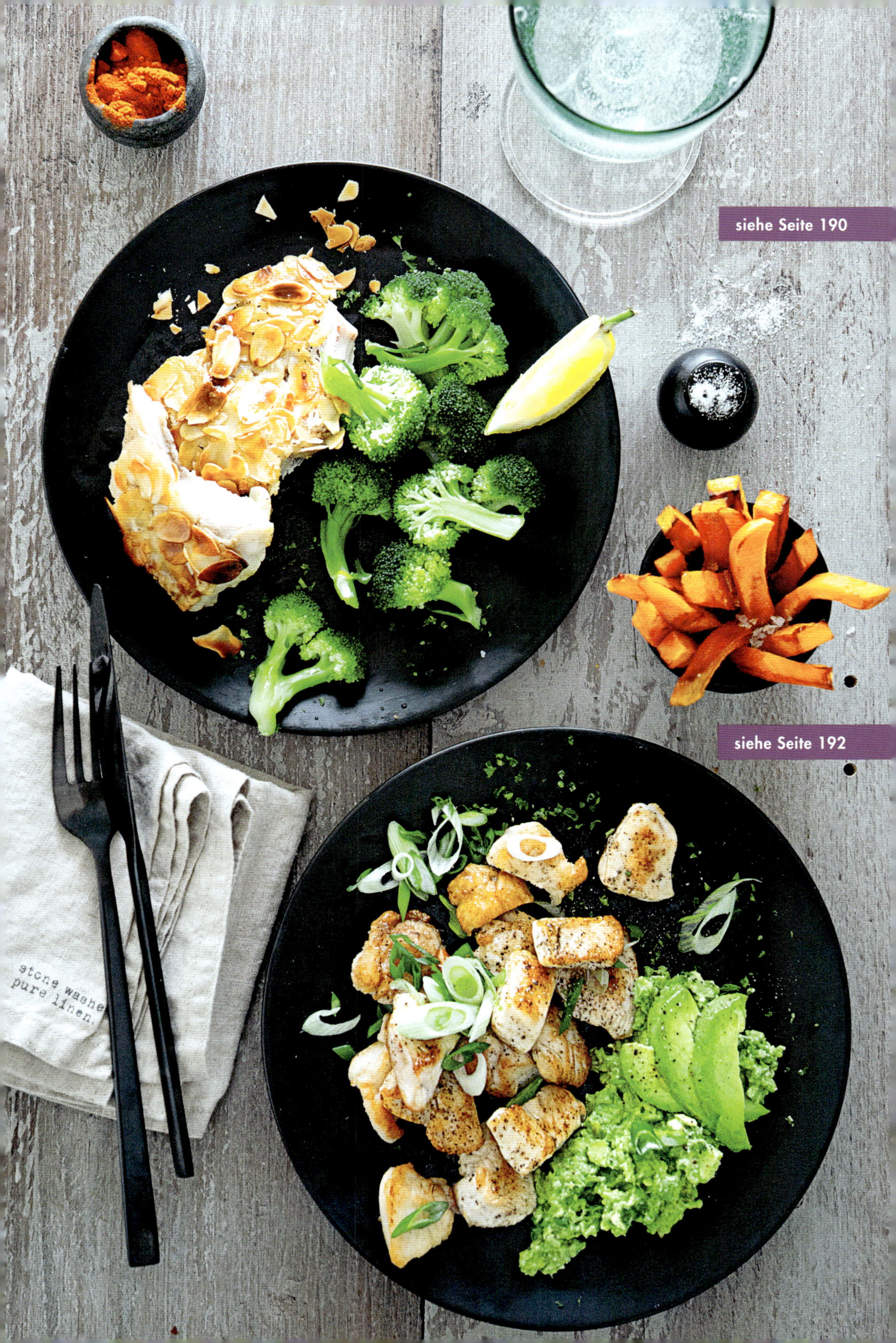

siehe Seite 190

siehe Seite 192

HUHN MIT AVOCADOCREME

ZUTATEN FÜR 1 PORTION

1 Hähnchenbrustfilet aus artgerechter Freilandhaltung
Salz
Cayennepfeffer
1 EL Tapiokastärke
1 EL Butterschmalz
1 reife Avocado
2 EL Limettensaft
½ TL abgeriebene Bio-Zitronenschale (unbehandelt, ungewachst)
1 Frühlingszwiebel

TIPP
Auch zu diesem Gericht kann man Süßkartoffelstampf (siehe Seite 199) oder Süßkartoffelpommes (siehe Seite 199) servieren.

ZUBEREITUNG

1. Das Hähnchenfleisch in 3 Zentimeter große Stücke schneiden. Salz, Cayennepfeffer und die Tapiokastärke mischen und die Fleischstücke damit bestreuen.
2. Das Butterschmalz in einer Pfanne erhitzen und die Fleischstücke dann von allen Seiten knusprig braten.
3. Die Avocado halbieren und den Stein herauslösen. Das Fruchtfleisch mit einem Löffel aus der Avocado herauslösen und mit einer Gabel grob zerdrücken. Mit dem Limettensaft und der Zitronenschale mischen.
4. Die Frühlingszwiebel abspülen, trocken tupfen, fein hacken und über das Hähnchen streuen. Das Hähnchen mit der Avocadocreme auf 1 Teller anrichten und servieren.

REIS MIT MUSCHELN UND ARTISCHOCKEN

ZUTATEN FÜR 2 PORTIONEN

Für den Reis
2 Knoblauchzehen, gehackt
½ Bund Petersilie
125 g Butter
600 ml Knochenbrühe (siehe Seite 212 oder ein Fertigprodukt)
2 TL Gemüsebrühe-Pulver
frisch gemahlener Pfeffer
400 g »Reis« aus Konjakmehl

Für die Muscheln
500 g Miesmuscheln (alternativ: Garnelen)
1 TL Butter
350 g Artischockenherzen (aus dem Glas)
Salz
frisch gemahlener schwarzer Pfeffer

ZUBEREITUNG

1. Für den Reis den Knoblauch abziehen und fein hacken. Die Petersilie abspülen, trocken tupfen und die Blättchen von den Stängeln zupfen. Die Blättchen fein hacken.
2. Die Hälfte der Butter in einem Topf zerlassen. Den gehackten Knoblauch darin dünsten, bis er weich ist. Die Knochenbrühe mit dem Gemüsebrühe-Pulver und ½ Teelöffel Pfeffer unter ständigem Rühren hinzufügen. Die restliche Butter in kleine Stückchen schneiden und Stück für Stück unter Rühren hinzufügen. Die gehackten Petersilienblättchen hinzugeben.
3. Den »Reis« abspülen, in die Brühe geben und etwa 2 Minuten kochen lassen.
4. Die Muscheln in reichlich kaltem Wasser gründlich waschen. Die Muscheln einzeln abbürsten, bis sie nicht mehr sandig sind (Muscheln, die sich beim Waschen öffnen, sind ungenießbar). Eventuell vorhandene die Fäden (Bartbüschel) entfernen.
5. Die Butter in einem großen Topf zerlassen. Die Muscheln mit den Artischocken und circa 50 Milliliter Wasser hinzufügen und zugedeckt darin 10–12 Minuten garen (Muscheln, die sich nach dem Garen nicht öffnen, sind ungenießbar). Mit Salz und Pfeffer abschmecken und zusammen mit dem »Reis« und der Sauce servieren.

GEBRATENER SPARGEL MIT RUMPSTEAK

ZUTATEN FÜR 1 PORTION

500 g grüner Spargel
etwas Olivenöl
1 Rumpsteak
Salz
frisch gemahlener schwarzer Pfeffer
½ TL Knoblauchpulver
Saft von ½ Orange
frische Petersilie zum Garnieren, gehackt

Zusätzlich
1 Grillpfanne
1 feuerfester Teller oder Auflaufform

TIPP
Dazu passt super eine gebackene Süßkartoffel (siehe Seite 199).

ZUBEREITUNG

1. Den Backofen auf 180 °C (Ober-/Unterhitze) vorheizen.
2. Von dem grünen Spargel das untere Drittel schälen und die unteren Enden abschneiden. Die Spargelstangen abspülen, abtropfen lassen und schräg in mundgerechte Stücke schneiden.
3. Etwas Olivenöl in der Grillpfanne sehr stark erhitzen. Das Rumpsteak und den Spargel hinzugeben. Das Steak von allen Seiten je etwa 3 Minuten braten, salzen und pfeffern.
4. Das Steak aus der Pfanne nehmen und auf einen feuerfesten Teller oder in eine Auflaufform legen. Den Teller oder die Auflaufform auf dem Rost in den vorgeheizten Backofen schieben und das Steak noch einmal etwa 10 Minuten garen.
5. Den Spargel etwa 10 Minuten unter häufigem Wenden weiterbraten. Salzen und vor Ende der Garzeit mit dem Knoblauchpulver und dem Orangensaft würzen. Das Steak mit dem Spargel auf 1 Teller anrichten, gehackte Petersilie darüberstreuen und servieren.

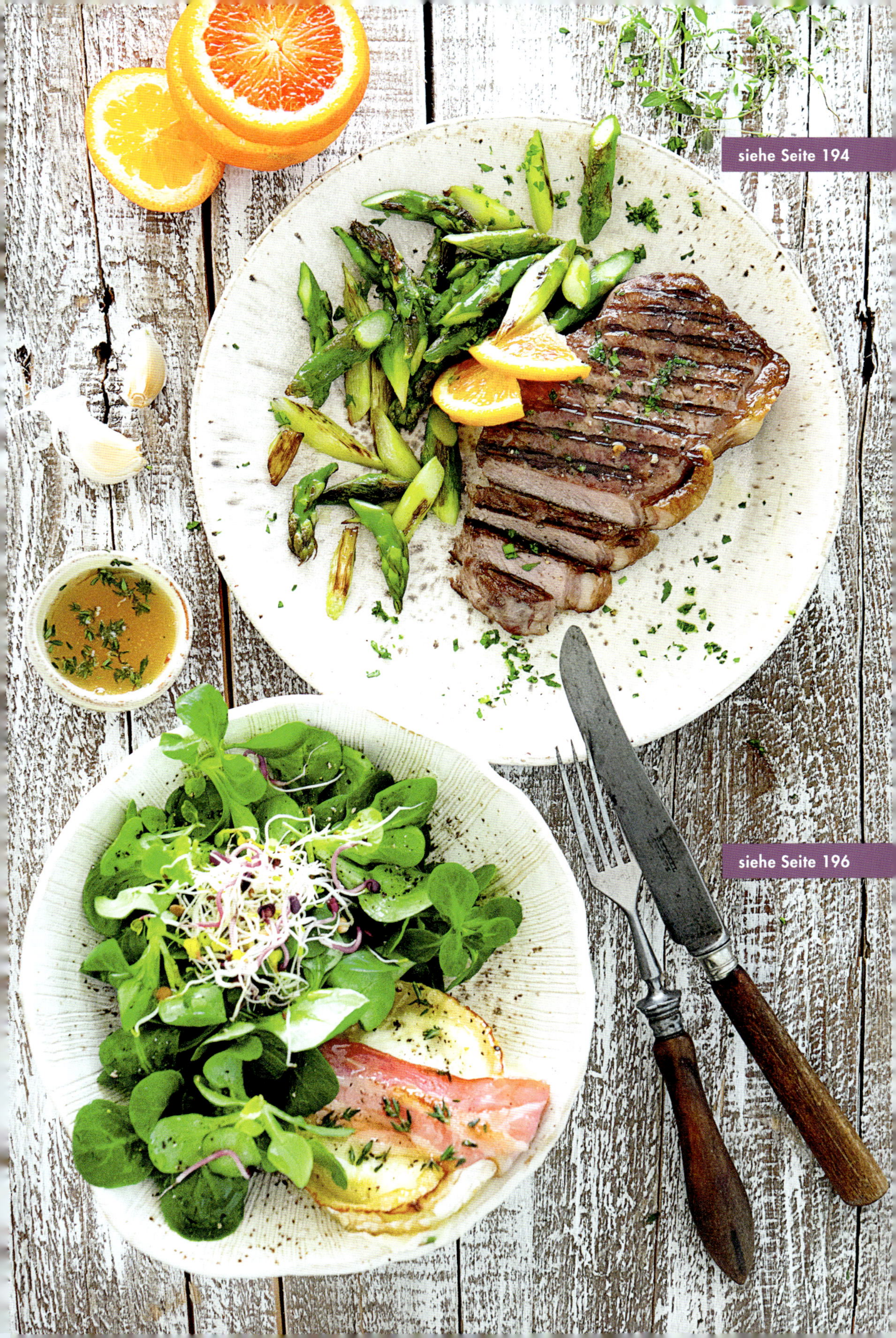

siehe Seite 194

siehe Seite 196

GEBACKENER ZIEGENKÄSE AUF FELDSALAT

ZUTATEN FÜR 1 PORTION

4 dickere Scheiben Ziegenkäse von der Rolle
4 Scheiben Bacon (Frühstücksspeck)
2 Stängel Thymian
2 ½ EL Olivenöl
1 EL Honig
150 g Feldsalat
1 EL Zitronensaft
Salz
frisch gemahlener schwarzer Pfeffer

Zusätzlich
1 Auflaufform
etwas Kokosöl für die Form

TIPPS

1. Ziegenkäse ist nicht jedermanns Sache, denn er schmeckt, wie sollte es anders sein, ein bisschen nach Ziege. Ich liebe ihn, und da Ziegenmilch immer aus reiner Alpha-2-Milch besteht, ist er eine super Möglichkeit, um Milchprodukte wieder einzuführen.
2. Dieses Rezept eignet sich entweder als Hauptgericht für 1 Person oder als Vorspeise für 4 Personen.
3. Frische Sprossen auf dem Salat sehen super aus und geben einen Extra-Kick für den Geschmack.

ZUBEREITUNG

1. Den Backofen auf 210 °C (Ober-/Unterhitze) vorheizen.
2. Die Ziegenkäsescheiben mit jeweils 1 Speckscheibe umwickeln und in eine Auflaufform (gefettet) legen. Den Thymian abspülen, trocken tupfen und die Blättchen von den Stängeln zupfen. Die Blättchen fein hacken, mit 1 Teelöffel Olivenöl und dem Honig mischen und über dem Ziegenkäse verteilen.
3. Die Auflaufform auf dem Rost in den vorgeheizten Backofen schieben und den Käse 12–15 Minuten backen.
4. In der Zwischenzeit den Feldsalat putzen und die Wurzelenden abschneiden. Den Salat abspülen, in einem Sieb gut abtropfen lassen oder in einer Salatschleuder trocken schleudern, dann in eine Salatschüssel geben.
5. Das restliche Olivenöl mit dem Zitronensaft, Salz und Pfeffer in einem Schälchen vermischen und das Dressing über dem Salat verteilen.
6. Den gebackenen Ziegenkäse mit dem Feldsalat auf 1 Teller anrichten und servieren.

FISCH MIT SPECKKRUSTE

ZUTATEN FÜR 2 PORTIONEN

1 Zwiebel
50 g durchwachsener Speck
½ EL Olivenöl
20 g Butter
1 Zitrone
800 g Kabeljaufilets oder
ein anderer weißer Fisch, z. B. Scholle
Salz
3 EL Butterschmalz
½ Bund Petersilie

Zusätzlich
1 feuerfeste Pfanne

TIPP
Wer noch Carbs dazu mag, kann den Fisch mit Süßkartoffeln servieren.

ZUBEREITUNG

1. Die Zwiebel abziehen, halbieren und in kleine Würfel schneiden. Den Speck ebenfalls in kleine Würfel schneiden.
2. Das Olivenöl in einer Pfanne erhitzen, die Butter und die Speckwürfel dazugeben und den Speck darin auslassen. Die Zwiebel hinzugeben und unter Rühren glasig dünsten. Die Speckmischung beiseitestellen.
3. Den Backofen auf 190 °C (Umluft) vorheizen.
4. Die Zitrone halbieren und den Saft auspressen. Den Fisch unter fließendem kaltem Wasser abspülen, trocken tupfen und in Portionsstücke schneiden. Mit dem Zitronensaft beträufeln und salzen.
5. Das Butterschmalz in der feuerfesten Pfanne zerlassen und den Fisch darin von beiden Seiten kurz und scharf anbraten. Die Pfanne auf dem Rost in den vorgeheizten Backofen schieben und den Fisch 7–8 Minuten backen.
6. Die Petersilie abspülen, trocken tupfen und die Blättchen von den Stängeln zupfen. Die Blättchen fein hacken. Den Fisch auf 2 Tellern anrichten, mit der beiseitegestellten Speckmischung und der gehackten Petersilie bestreuen und servieren.

GEBACKENER ROSENKOHL

ZUTATEN FÜR 2–3 PORTIONEN

500 g Rosenkohl
2 TL Kokosöl
Saft von ½ Zitrone
2 TL Meersalzflocken
1 Prise frisch geriebene Muskatnuss

Zusätzlich
1 feuerfester Topf

TIPP
Der gebackene Rosenkohl schmeckt zum Beispiel super zu den Salbeifrikadellen (siehe Seite 189).
Wenn Sie sich das aufwendige Vorbereiten von frischem Rosenkohl sparen möchten, greifen Sie einfach zu TK-Rosenkohl.
Viele Menschen mögen keinen Rosenkohl. Dieses Rezept lässt ihn auf ganz neue Art genießen und schmeckt sogar meinen Söhnen.
Diese Zubereitungsart eignet sich auch bestens für eine warmes Gericht mit Radieschen.

ZUBEREITUNG

1. Den Backofen auf 200 °C (Ober-/Unterhitze) vorheizen.
2. Von dem frischen Rosenkohl die äußeren Blätter entfernen und etwas vom Strunk abschneiden. Röschen am Strunk kreuzförmig einschneiden, abspülen und abtropfen lassen.
3. Den Rosenkohl mit dem Kokosöl in den feuerfesten Topf geben und mit dem Zitronensaft, den Meersalzflocken und der Muskatnuss würzen. Den Topf zugedeckt auf dem Rost in den vorgeheizten Backofen schieben. Den Rosenkohl 15–20 Minuten backen.

SÜSSKARTOFFELN AUF DREIERLEI ART

ZUTATEN FÜR JE 2 PORTIONEN

Gebackene Süßkartoffel
1 große Süßkartoffel, etwas Meersalz
2 TL Ghee (geklärte Butter) oder Kokosöl

Süßkartoffelstampf
1 große Süßkartoffel, Salz
2 TL Ghee (geklärte Butter) oder Kokosöl
2–3 Stängel Petersilie

Süßkartoffelpommes
1 große Süßkartoffel
1 TL Salz oder Süßkartoffelgewürz
1 EL Tapiokastärke
200 g Kokosöl oder Butterschmalz

ZUBEREITUNG

1. **Für die gebackene Süßkartoffel** den Backofen auf 180 °C (Ober-/Unterhitze) vorheizen. Die Süßkartoffel gründlich waschen, abtropfen lassen und mehrmals mit einer Gabel einstechen. Die Süßkartoffel auf ein Backblech mit Backpapier legen.
2. Das Backblech in den vorgeheizten Backofen schieben. Die Süßkartoffel etwa 45 Minuten backen. Durchschneiden, mit etwas Meersalz bestreuen und das Ghee oder das Kokosöl darauf verteilen.

1. **Für den Kartoffelstampf** die Süßkartoffel abspülen, abtropfen lassen, putzen, schälen und in kleine Stücke schneiden. Die Süßkartoffelstücke mit etwas Wasser in einen Topf geben, zum Kochen bringen und etwa 15 Minuten garen.
2. Das Wasser abgießen. Die Süßkartoffeln mit dem Ghee oder dem Kokosöl mit einem Kartoffelstampfer zerstampfen und mit Salz würzen.
3. Die Petersilie abspülen, trocken tupfen und die Blättchen von den Stängeln zupfen. Die Blättchen fein hacken und unter den Süßkartoffelstampf mischen.

1. **Für die Süßkartoffelpommes** die Süßkartoffel abspülen, abtropfen lassen, putzen, schälen und in Streifen schneiden. Das Salz oder das Süßkartoffelgewürz mit der Tapiokastärke mischen, mit den Süßkartoffelstreifen in einer Dose kräftig schütteln.
2. Das Kokosöl oder das Butterschmalz in einem großen Topf erhitzen, bis sich Blasen bilden, wenn man einen Holzlöffel ins Fett hineinhält.
3. Die Süßkartoffelstreifen in das heiße Fett geben und goldbraun frittieren. Die Pommes mit einer Schaumkelle herausnehmen und auf Küchenpapier abtropfen lassen.

KLASSISCHES RAGÙ ALLA GENOVESE MIT REIS

ZUTATEN FÜR 6 PORTIONEN

1 kg rote Zwiebeln
1 kg weiße Zwiebeln
1 kleiner Knollensellerie
2 Möhren
1 EL Olivenöl
1,5 kg Rind (nicht zu mager)
Salz
frisch gemahlener schwarzer Pfeffer
250 ml Weißwein
150 g Basmatireis
225 ml Wasser
70 g geriebener Parmesan
frische Petersilie zum Garnieren, gehackt

TIPPS

1. Das Rezept eignet sich ohne Reis und Parmesan auch für Phase 1.
2. Das in Italien traditionelle Ragù alla Genovese kommt ohne Nachtschattengewächse und fremdländische Gemüse aus und ist deshalb für eine saisonale und regionale lektinarme Ernährung ideal.
3. Dieses Rezept eignet sich super für den Slow Cooker. Im normalen Topf braucht es ungefähr 6 Stunden, im Slow Cooker darf es gerne 16–24 Stunden vor sich hin köcheln.

ZUBEREITUNG

1. Die Zwiebeln abziehen, mit wenig Wasser in einen großen Topf geben und etwa 15 Minuten kochen. Die Zwiebeln in einem Sieb abtropfen lassen und in möglichst dünne Scheiben schneiden.
2. Den Sellerie und die Möhren abspülen, abtropfen lassen, putzen, schälen und ebenfalls in sehr dünne Scheiben schneiden.
3. Das Olivenöl in einem großen Topf erhitzen, das Rindfleisch darin von allen Seiten scharf anbraten. Das vorbereitete Gemüse hinzugeben und ebenfalls anbraten, mit etwa 1 ½ Teelöffeln Salz und etwas Pfeffer würzen. Den Weißwein hinzugießen und das Ganze zugedeckt etwa 6 Stunden bei geringer Hitze köcheln lassen, bis die Zwiebeln cremig sind und das Fleisch ganz zart geworden ist.
4. Den Reis zweimal gründlich waschen, um überschüssige Stärke zu entfernen. Den Reis mit dem Wasser und etwas Salz in einen Topf geben und zugedeckt bei starker Hitze zum Kochen bringen. Dann zugedeckt etwa 15 Minuten bei schwacher Hitze quellen lassen.
5. Das Ragù alla Genovese mit Reis auf 6 Tellern anrichten und mit dem Parmesan und der gehackten Petersilie bestreut servieren.

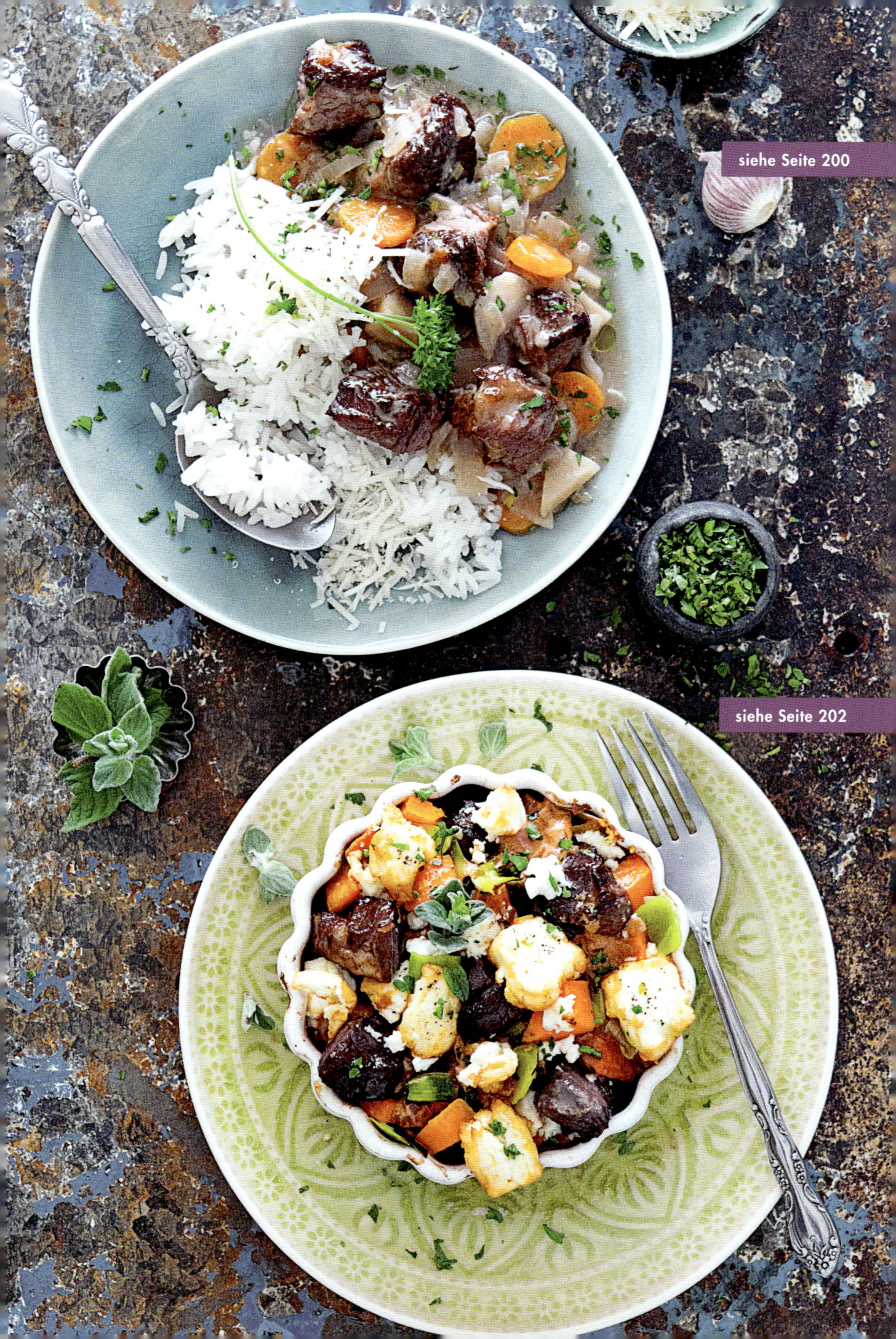

siehe Seite 200

siehe Seite 202

ORIENTALISCHER AUFLAUF MIT LAMM

ZUTATEN FÜR 1 PORTION

200 g Lammrückenfilet
2 kleine Zwiebeln
2 Knoblauchzehen
3 EL Olivenöl
1 Portion Suppengrün, fein gewürfelt
Salz
frisch gemahlener schwarzer Pfeffer
1 EL gehackter frischer Oregano
100 ml Rotwein (sulfitfreier Naturwein)
200 g Süßkartoffeln
200 ml Kokosmilch
Saft von ½ Zitrone
100 g zerbröselter Schafskäse

Zusätzlich
1 Auflaufform
etwas Kokosöl für die Form

ZUBEREITUNG

1. Das Lamm in kleine Stücke schneiden. Die Zwiebeln und den Knoblauch abziehen und fein hacken.
2. Das Olivenöl in einem Topf erhitzen und die Fleischstücke darin etwa 2 Minuten von allen Seiten kräftig anbraten. Die Zwiebeln, den Knoblauch und das gewürfelte Suppengrün hinzugeben und ebenfalls mit anbraten. Salzen und pfeffern. Den Oregano dazugeben, den Rotwein hinzugießen und stark einkochen lassen.
3. In der Zwischenzeit den Backofen auf 220 °C (Ober-/Unterhitze) vorheizen.
4. Die Süßkartoffeln abspülen, abtropfen lassen, putzen, schälen und in Würfel schneiden. Die Süßkartoffeln mit etwas Wasser und Salz in einem Topf zum Kochen bringen und zugedeckt etwa 10 Minuten bei mittlerer Hitze kochen lassen. In einem Sieb abgießen und abtropfen lassen.
5. Die Süßkartoffeln und das Fleisch mit der Rotweinsauce in einer Auflaufform (gefettet) verteilen, die Kokosmilch und den Zitronensaft dazugießen und gut vermischen. Den Schafskäse darüberstreuen.
6. Die Auflaufform auf dem Rost in den vorgeheizten Backofen schieben und den orientalischen Auflauf etwa 15 Minuten überbacken.

KARTOFFEL-MÖHREN-GRATIN

ZUTATEN FÜR 4 PORTIONEN

10 g getrocknete Steinpilze
500 g Süßkartoffeln
250 g Möhren
1 Stange Lauch
2 Zwiebeln
1 Knoblauchzehe
8 Blätter Salbei
1 TL Butter
150 ml Kokosmilch
Salz
frisch gemahlener schwarzer Pfeffer
frisch geriebene Muskatnuss
2–3 EL geriebener Bergkäse

Zusätzlich
1 Auflaufform
etwas Kokosöl für die Form

TIPP
Mein Schwager bereitet dieses Gratin, das er von seiner Haushaltshilfelehrerin gelernt hat, seit seiner Grundschulzeit zu. Ich habe es mit ein paar edlen Zutaten aufgewertet und lektinarm verändert.

ZUBEREITUNG

1. Die Steinpilze am besten über Nacht einweichen.
2. Den Backofen auf 180 °C (Ober-/Unterhitze) vorheizen.
3. Die Süßkartoffeln und die Möhren abspülen, abtropfen lassen, putzen, schälen und mit einem Gemüsehobel in dünne Scheiben schneiden. Den Lauch längs halbieren, gründlich waschen, abtropfen lassen, putzen und in feine Streifen schneiden.
4. Die Zwiebeln abziehen, halbieren und fein hacken. Mit dem Knoblauch ebenso verfahren. Die Salbeiblättchen abspülen und trocken tupfen. Die Steinpilze in einem Sieb abtropfen lassen, dabei die Einweichflüssigkeit auffangen. Die Pilze grob hacken.
5. Die Butter in einem Topf zerlassen und die Pilze mit den Zwiebeln darin andünsten. Mit der Einweichflüssigkeit ablöschen, dann die Kokosmilch dazugießen. Die Salbeiblättchen unterrühren und mit Salz, Pfeffer und Muskat würzen.
6. Die Süßkartoffel- und Möhrenscheiben dachziegelartig in eine Auflaufform (gefettet) schichten, den Lauch darauf verteilen. Die Pilz-Salbei-»Sahne« darübergießen und die Auflaufform auf dem Rost in den vorgeheizten Backofen schieben. Das Gemüse 45–50 Minuten garen. Nach etwa 20 Minuten mit dem Käse bestreuen und fertig backen.

SÜSSES UND DESSERTS AB PHASE 2

CHIA-PUDDING

ZUTATEN FÜR 1 PORTION

150 g Kokosjoghurt
15 g Proteinpulver
1 EL Chiasamen
70 g Heidelbeeren

ZUBEREITUNG

1. Den Kokosjoghurt mit dem Proteinpulver und den Chiasamen in einer Schüssel mischen, in den Kühlschrank stellen und über Nacht quellen lassen.
2. Die Heidelbeeren verlesen, kurz abspülen und gut abtropfen lassen. Die Heidelbeeren auf den Chia-Pudding geben und genießen.

BLAUBEERMUFFINS

ZUTATEN FÜR 12 MUFFINS

125 g Heidelbeeren (Blaubeeren)
150 g Maniokmehl
75 g Pfeilwurzelmehl
1 TL Backnatron
1 Prise Salz
½ TL gemahlene Vanille
100 g Erythrit (Zuckeraustauschstoff) oder
75 ml Ahornsirup
1 Banane
2 TL Kokoscreme
150 ml Kokosöl
50 g Kokosmus
2 TL Zitronensaft
1 Ei

Zusätzlich
1 Muffinform (für 12 Muffins)
etwas Kokosöl für die Form oder
12 Muffin-Papierbackförmchen

ZUBEREITUNG

1. Den Backofen auf 180 °C (Ober-/Unterhitze) vorheizen.
2. Die Blaubeeren verlesen, kurz abspülen und gut abtropfen lassen. Beide Mehlsorten mit dem Backnatron, dem Salz, der gemahlenen Vanille und dem Erythrit in einer Rührschüssel mit einem Schneebesen verrühren.
3. Die Banane schälen und mit einer Gabel pürieren. Das Bananenpüree mit der Kokoscreme, dem Kokosöl, dem Kokosmus, dem Zitronensaft und dem Ei mit dem Schneebesen gut verrühren. Die flüssigen Zutaten zu der Mehlmischung in die Rührschüssel geben und zu einem glatten Teig verarbeiten.
4. Die Hälfte des Teiges in die Mulden der Muffinform (gefettet oder mit Papierbackförmchen ausgelegt) geben. Die Blaubeeren gleichmäßig darauf verteilen. Den restlichen Teig daraufgeben und glatt streichen.
5. Die Form auf dem Rost in den vorgeheizten Backofen schieben. Die Blaubeermuffins etwa 30 Minuten backen.
6. Aus dem Ofen nehmen und die Form auf einen Kuchenrost stellen. Die Muffins etwa 5 Minuten in der Form abkühlen lassen. Anschließend aus der Form lösen und erkalten lassen. Vor dem Servieren nach Belieben mit Erythrit-Puder bestäuben.

EISCREME HOCH DREI

ZUTATEN FÜR 4 PORTIONEN

Vanilleeis
400 ml Kokosmilch
Mark von 1 Vanilleschote
3 TL Ahornsirup oder 6 TL Erythrit (Zuckeraustauschstoff)
1 Prise Salz

Erdbeereis
300 g ungesüßte TK-Erdbeeren
250 ml Kokosmilch
2 EL Erythrit (Zuckeraustauschstoff)

Schokoeis
400 ml Kokosmilch
75 g Kakaopulver
3 EL Erythrit (Zuckeraustauschstoff)
1 TL gemahlene Vanille

Zusätzlich
1 Eismaschine oder Hochleistungsmixer

ZUBEREITUNG

1. **Für das Vanilleeis** die Kokosmilch mit dem Vanillemark, dem Ahornsirup oder dem Erythrit und dem Salz in einer Schüssel mit einem Schneebesen gründlich vermischen und in der vorbereiteten Eismaschine 1–2 Stunden gefrieren lassen.
2. Wer einen Hochleistungsmixer hat, kann alternativ zwei Drittel der Vanillemasse als Eiswürfel einfrieren und diesen dann mit dem Rest im Mixer zu einer glatten Eiscreme verarbeiten.

1. **Für das Erdbeereis** die TK-Beeren unaufgetaut in den Hochleistungsmixer geben, die Kokosmilch und das Erythrit hinzugeben und zu einer glatten Masse verarbeiten.
2. Wer keinen Hochleistungsmixer hat, dafür aber eine Eismaschine, nimmt 300 Gramm frische Erdbeeren oder taut die TK-Erdbeeren auf, verarbeitet die Zutaten zu einer glatten Masse und lässt sie in der Eismaschine 12 Stunden gefrieren.

1. **Für das Schokoeis** die Kokosmilch mit dem Kakaopulver, dem Erythrit und der gemahlenen Vanille in einer Rührschüssel mit einem Schneebesen gründlich vermischen und in der vorbereiteten Eismaschine 12 Stunden gefrieren lassen.

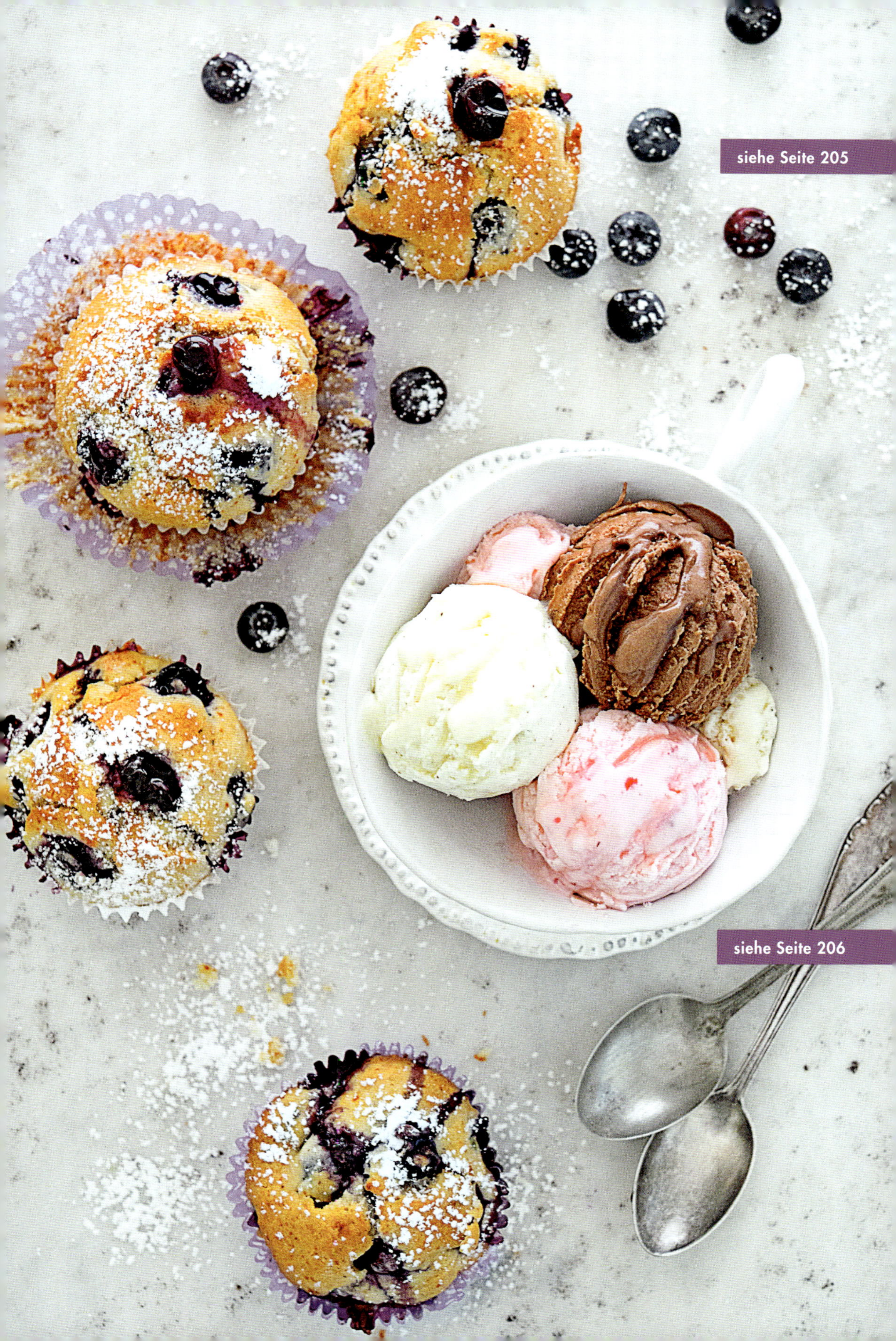
siehe Seite 205
siehe Seite 206

MARONENCREME

ZUTATEN FÜR 4 PORTIONEN

250 g Maronen (frisch oder gegart und vakuumverpackt)
2 EL Honig
200 ml Kokosmilch
1 EL Kakaopulver
1 TL gemahlener Zimt
1 Eigelb (nicht älter als 5 Tage)
3 EL gemahlene Haselnüsse

Zusätzlich
1 Stabmixer

HINWEIS
Dieses Rezept stammt von der wundervollen Michaela von Paleo360. Nico und Michaela haben wie kaum andere dafür gesorgt, in Deutschland eine ursprünglichere Ernährung, die im Einklang mit unserem Körper steht, wieder bekannt zu machen.

TIPPS
1. Um die Creme nur mit Produkten aus der Region zuzubereiten, probieren Sie statt der Kokosmilch einmal Nussmilch und lassen dann den Zimt weg.
2. Die Maronencreme schmeckt nicht nur warm oder kalt als Dessert, sondern auch als Aufstrich ausgezeichnet.

ZUBEREITUNG

1. Den Backofen auf 200 °C (Ober-/Unterhitze) vorheizen.
2. Die frischen Maronen über Kreuz einritzen und auf ein Backblech legen. Das Backblech in den vorgeheizten Backofen schieben. Die Maronen 15–20 Minuten backen. Sobald sich die Schalenspitzen an den eingeschnittenen Stellen nach außen biegen, die Maronen mit kochendem Wasser übergießen, damit sich die gelbe Haut entfernen lässt. Die Maronen schälen, dabei die pelzige Innenhaut ebenfalls entfernen.
3. Die Maronen in grobe Stücke schneiden. Die Maronenstücke mit dem Honig und der Kokosmilch in einen Topf geben, zum Kochen bringen und mit dem Stabmixer pürieren. Das Kakaopulver und den Zimt unterrühren.
4. Das Eigelb am besten in einer Edelstahlschüssel verschlagen und im heißen Wasserbad (85–90 °C) mit einem Schneebesen zu einer dicklich-cremigen Masse aufschlagen. Die Eimasse vorsichtig unter die Maronencreme rühren.
5. Die Haselnüsse ohne Fett in einer Pfanne anrösten und unter die Creme heben. Die Maronencreme in 4 Schälchen verteilen und genießen.

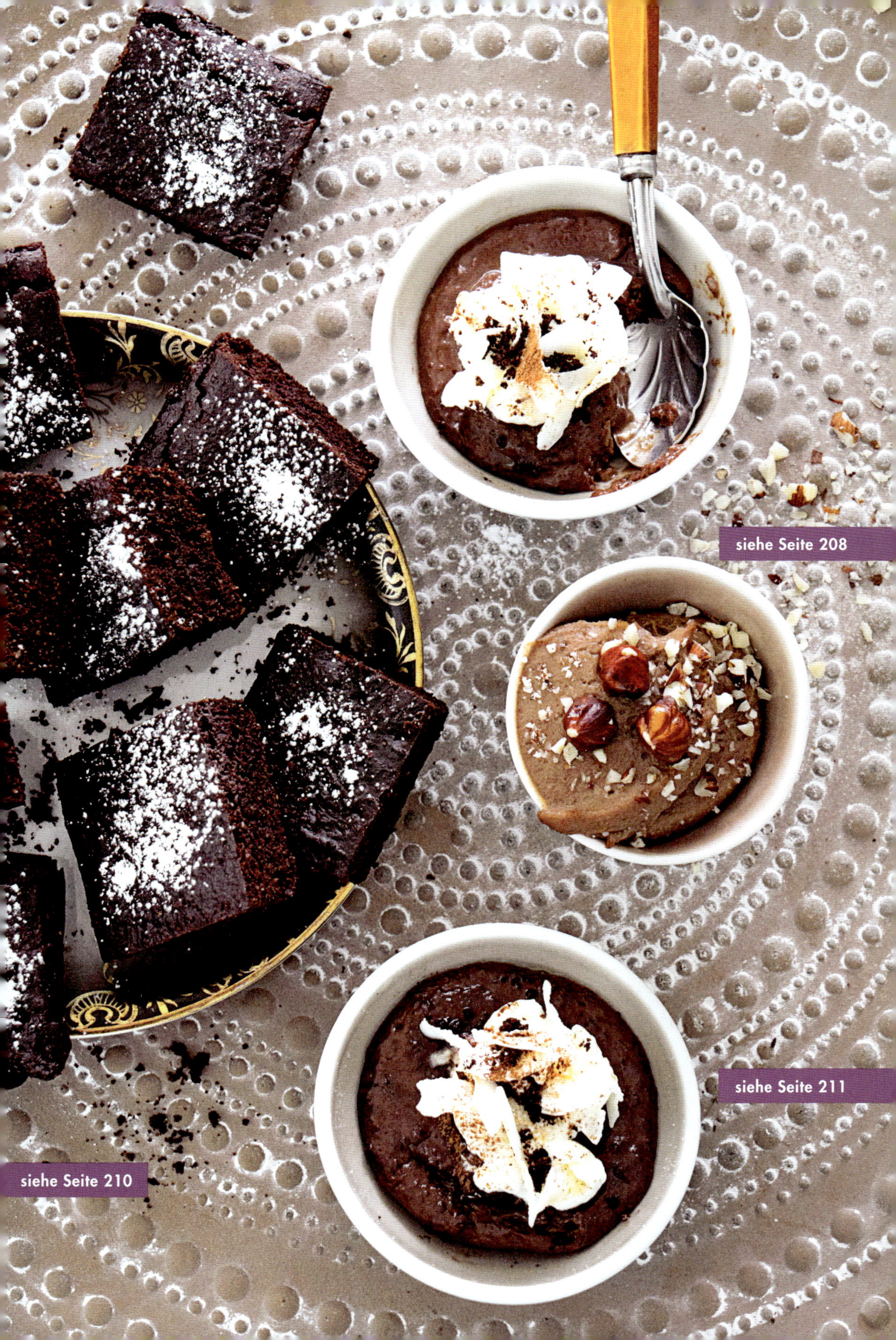
siehe Seite 208
siehe Seite 211
siehe Seite 210

BROWNIES OHNE ZUCKER

ZUTATEN FÜR 8–10 STÜCK

80 g Kakaopulver
70 g Mandelmehl
1 Prise Salz
150 g Erythrit oder Xylitol
(Zuckeraustauschstoffe)
75 Kokosöl
75 g Kokosmus
2 Eier

HINWEIS
Achtung: Auch diese zuckerfreie Brownie-Variante ist sehr reichhaltig und definitiv nichts, was man im Haus haben sollte, wenn man Gewicht verlieren möchte.

ZUBEREITUNG

1. Den Backofen auf 160 °C (Ober-/Unterhitze) vorheizen.
2. Das Kakaopulver mit dem Mandelmehl, dem Salz und dem Zuckeraustauschstoff in einer Rührschüssel mit einem Schneebesen vermischen.
3. Das Kokosöl in einem Topf erhitzen, von der Kochstelle nehmen und das Kokosmus unter Rühren darin schmelzen.
4. Die Kokosmasse mit den Eiern zu der Mehlmischung in die Rührschüssel geben und zu einem glatten Teig verrühren.
5. Den Teig auf ein Backblech (mit Backpapier belegt) verteilen und glatt streichen. Das Backblech in den vorgeheizten Backofen schieben und die Brownies etwa 20 Minuten backen.
6. Das Backblech auf einem Kuchenrost abkühlen lassen, den Kuchen aus der Form lösen und in 8–10 Stücke schneiden. Vor dem Servieren nach Belieben mit Erythrit-Puder bestäuben.

SCHOKOLADEN-KOKOS-PUDDING

ZUTATEN FÜR 2–3 PORTIONEN

150 g Schokolade (99 % Kakaoanteil oder gänzlich ungesüßt)
250 ml Kokosmilch
30 g Erythrit (Zuckeraustauschstoff)

TIPP
Dieser sehr reichhaltige, cremige Schokoladenpudding ist ein echter Seelentröster.

ZUBEREITUNG

1. Die Schokolade fein hacken. Die Kokosmilch in einem Topf erhitzen. Den Topf von der Kochstelle nehmen. Die Schokolade hinzugeben und unter Rühren schmelzen. Das Erythrit unterrühren.
2. Den Schokoladen-Kokos-Pudding in den Kühlschrank stellen und fest werden lassen.

KNOCHENBRÜHE

ZUTATEN FÜR 8 PORTIONEN

1,5 kg Knochen vom Weiderind (möglichst keine Markknochen, da die Brühe dann sehr fett wird)
2–3 Stück Ochsenschwanz oder 1 Rinderbeinscheibe
1 Bund Suppengrün (Lauch, Sellerie, Möhren)
1 Zwiebel
1 TL Apfelessig
Salz

Zusätzlich
wenn vorhanden, 1 Slow Cooker oder 1 Schnellkochtopf

TIPP
Beim Abkochen von Knochen kann es zu einer recht unangenehmen Geruchsentwicklung kommen. Deshalb tendiere ich zu den Zubereitungsvarianten im Slow Cooker oder Schnellkochtopf.

GUT ZU WISSEN
Dieses Rezept ergibt keine klassische Knochenbrühe, sondern eine kräftige und schmackhafte Fleischbrühe. Ich persönlich mag den Geschmack der klassischen Knochenbrühe gar nicht und frage mich, warum man nicht gleich eine Brühe für sich produziert, die man dann so trinken oder ohne Zwischenschritte weiterverarbeiten kann.
Der Essig soll helfen, mehr Mineralien aus dem Knochen freizusetzen.
Knochen vom Weiderind muss man oft beim Metzger vorbestellen. Es lohnt sich, bei klassischen Metzgereien herumzufragen, woher sie ihr Fleisch beziehen. So gehört der Metzger bei uns um die Ecke der Slow-Food-Vereinigung an, die Fleisch aus reiner Weidehaltung verkauft, bio ist es aber nicht. Andersherum bekommt man im Bioladen oft Fleisch von Rindern, die zwar nur mit Biofutter, aber durchaus auch mit Getreide gefüttert wurden.

ZUBEREITUNG IM SLOW COOKER:

1. Die Knochen und die Ochsenschwanzstücke oder die Beinscheibe unter fließendem Wasser abspülen und trocken tupfen.
2. Vom Suppengrün den Lauch längs halbieren, gründlich waschen, abtropfen lassen und putzen. Den Sellerie und die Möhren abspülen, abtropfen lassen, putzen und schälen. Das vorbereitete Suppengemüse in grobe Stücke schneiden. Die Zwiebel abziehen.
3. Das Suppengemüse mit der Zwiebel, den Knochen, dem Ochsenschwanz oder der Beinscheibe, dem Apfelessig und so viel Wasser in den Slow Cooker geben, dass die Knochen bedeckt sind. Mit Salz würzen und etwa 24 Stunden auf der Stufe Low köcheln lassen, dabei den Slow Cooker nicht öffnen.
4. Die Knochenbrühe durch ein Sieb abseihen, abkühlen lassen und portionsweise einfrieren.

ZUBEREITUNG IM SCHNELLKOCHTOPF:

1. Alle Zutaten wie beim Slow Cooker vorbereiten und in den Schnellkochtopf geben. So viel Wasser hinzugeben, dass die Knochen bedeckt sind. Mit Salz würzen.
2. Die Knochenbrühe bei geschlossenem Topf etwa 2 Stunden garen, durch ein Sieb abseihen, abkühlen lassen und portionsweise einfrieren.

ZUBEREITUNG IM NORMALEN TOPF:

1. Alle Zutaten wie beim Slow Cooker vorbereiten und in einen großen Topf geben. So viel Wasser hinzugeben, dass die Knochen bedeckt sind. Mit Salz würzen. Das Wasser zum Kochen bringen und zugedeckt 8–10 Stunden bei geringer Hitze köcheln lassen.
2. Die Knochenbrühe durch ein Sieb abseihen, abkühlen lassen und portionsweise einfrieren.

ROTE SAUCE

ZUTATEN FÜR 3 PORTIONEN

150 g Rote Bete
150 g Möhren
2 Knoblauchzehen
1 kleine Zwiebel
½ Bund Koriander
1 EL Limettensaft
1 TL Salzflocken

Zusätzlich
1 Hochleistungsmixer

TIPPS

1. Die Sauce schmeckt zu fast jedem Gemüse und hält sich im Kühlschrank 2–3 Tage.
2. Genetisch bedingt schmeckt Koriander für manche Menschen nach Seife. Diese können ihn gerne durch Petersilie ersetzen.

ZUBEREITUNG

1. Die Rote Bete gründlich waschen (am besten mit Einweghandschuhen), abtropfen lassen und schälen. Die Rote Bete klein hacken. Die Möhren abspülen, abtropfen lassen, putzen, schälen und in feine Würfel schneiden.
2. Die Rote Bete und die Möhren mit wenig Wasser in einen Topf geben und zugedeckt 20–30 Minuten dünsten, bis sie weich sind.
3. In der Zwischenzeit den Knoblauch und die Zwiebel abziehen und fein hacken. Den Koriander abspülen, trocken tupfen und die Blättchen von den Stängeln zupfen. Die Blättchen fein hacken.
4. Alle vorbereiteten Zutaten mit dem Limettensaft und den Salzflocken in den Hochleistungsmixer geben und zu einer glatten Sauce verarbeiten.

GUT ZU WISSEN

Kocht man Gemüse in Wasser, gehen viele der enthaltenen Mineralien und Vitamine ins Wasser verloren. Daher sollten Sie stets wenig Wasser nehmen und Pfannendämpfen, Backen oder Braten dem Kochen in Wasser vorziehen.

»KÄSE«-SAUCE

ZUTATEN FÜR 4 PORTIONEN

1 kleiner Blumenkohl
50 g Möhren
250 ml Knochenbrühe
(siehe Seite 212 oder ein Fertigprodukt)
1 TL Hefeflocken (Nährhefe)
1 TL Himalajasalz
½ TL Zwiebelpulver
1 TL Pfeilwurzelstärke

Zusätzlich
1 (Hochleistungs-)Mixer

TIPPS

1. Die »Käse«-Sauce schmeckt sehr gut zu Gemüse und Fleisch.
2. Zwiebel- und Knoblauchpulver lassen sich im Sommer sehr gut selbst herstellen: Dazu Zwiebeln oder Knoblauch abziehen, in dünne Scheiben schneiden und auf einem Backblech (mit Backpapier belegt) verteilen. Die Zwiebel- beziehungsweise Knoblauchscheiben in der Sonne vollständig trocknen lassen. Die getrockneten Zwiebel- und/ oder Knoblauchscheiben in eine Küchenmaschine geben und zu Pulver verarbeiten. So können Sie sich sicher sein, dass keine Zusatzstoffe enthalten sind, und das Pulver hat einen deutlich kräftigeren Geschmack.

ZUBEREITUNG

1. Von dem Blumenkohl die Blätter und die schlechten Stellen entfernen, den Strunk abschneiden. Den Blumenkohl in Röschen teilen. 300 Gramm Blumenkohlröschen abspülen und abtropfen lassen. Die Möhren abspülen, abtropfen lassen, putzen, schälen und in kleine Stücke schneiden.
2. Die Blumenkohlröschen und die Möhrenstücke mit wenig Wasser in einen Topf geben und zugedeckt etwa 15 Minuten gar dünsten.
3. Das gegarte Gemüse mit der Knochenbrühe, den Hefeflocken, den Gewürzen und der Stärke in den Mixer geben und zu einer glatten Sauce verarbeiten.

FLEISCH-DIP

ZUTATEN FÜR 4 PORTIONEN

1–2 Stängel Dill
20 g Petersilie
2–3 Halme Schnittlauch
1 daumenbreites Stück Meerrettich
200 ml Avocadoöl
2 TL Kokosöl
2 TL Apfelessig
2 TL Wasabipulver
¼ TL Zwiebelpulver
½ TL Knoblauchpulver oder
1 gehackte Knoblauchzehe
½ TL Meersalz

Zusätzlich
1 (Hochleistungs-)Mixer

ZUBEREITUNG

1. Alle Kräuter abspülen und trocken tupfen. Vom Dill die Spitzen und von der Petersilie die Blättchen von den Stängeln zupfen und fein hacken. Den Schnittlauch in feine Röllchen schneiden. Den Meerrettich schälen und fein reiben.
2. Die gehackten Kräuter mit dem geriebenen Meerrettich, dem Avocado- und Kokosöl und dem Apfelessig in den Mixer geben, mit dem Wasabi-, dem Zwiebelpulver, dem Knoblauchpulver und dem Meersalz würzen und zu einem Dip verarbeiten.

GUT ZU WISSEN

Diese Sauce hat es in sich und macht so richtig schön die Nase frei. Die natürlich in allen Meerretticharten enthaltenen antimikrobiellen Stoffe helfen, Darm und Blase gesund zu halten beziehungsweise eine Dysbiose, also ein Ungleichgewicht der Darmflora, zu verbessern.

KETCHUP OHNE TOMATEN

ZUTATEN FÜR 12 PORTIONEN

300 g Rote Bete
200 g Möhren
1 kleine Zwiebel
200 ml Wasser
75 ml Apfelessig
3 EL Hagebuttenmark
100 g Erythrit (Zuckeraustauschstoff) oder 170 ml Ahornsirup
1 TL Salzflocken
½ TL gehackter Rosmarin
¼ TL gemahlene Nelken

Zusätzlich
1 (Hochleistungs-)Mixer

TIPPS

1. Wer den Ketchup haltbar machen will, kocht ihn noch einmal auf und füllt ihn in Flaschen ab, dann hält er sich ungeöffnet im Kühlschrank mehrere Wochen.
2. Hagebuttenmark bekommt man im Bioladen oder im Onlinehandel.

ZUBEREITUNG

1. Die Rote Bete gründlich waschen (am besten mit Einweghandschuhen), abtropfen lassen und schälen. Die Rote Bete fein hacken. Die Möhren abspülen, abtropfen lassen, putzen, schälen und ebenfalls fein hacken.
2. Die klein gehackte Rote Bete und die Möhren mit wenig Wasser in einen Topf geben und zugedeckt etwa 10 Minuten dünsten, bis sie weich sind.
3. Die gegarten Gemüsestückchen in einem Sieb abgießen und abtropfen lassen. Die Zwiebel abziehen, fein hacken und mit den Gemüsestückchen, dem Wasser, dem Apfelessig und dem Hagebuttenmark in den Mixer geben. Mit dem Erythrit oder dem Ahornsirup und den Gewürzen würzen und zu einer glatten Sauce verarbeiten.

CRANBERRYSAUCE

ZUTATEN FÜR 12 PORTIONEN

175 ml Ahornsirup
Saft von 1 Orange
1 Messerspitze
gemahlene Gewürznelken
Meersalz
200 g frische Cranberrys

TIPP
Diese Sauce hat natürlich sehr viel Fruktose und sollte daher in Maßen und nicht in Massen verzehrt werden. Andererseits haben Cranberrys sehr gute antimikrobielle Eigenschaften und helfen dabei, den Darm und vor allem auch die Blase gesund zu halten. Zudem schmeckt die Sauce einfach großartig. Als ich die Sauce das erste Mal gemacht habe, kam von der ganzen Familie die Rückmeldung, sich genau so eine Sauce ganz dringend gewünscht zu haben. Ausprobieren lohnt sich also. Sie sollte allerdings eher eine Beilage für ein Festtagsessen als eine Garnitur für das tägliche Frühstück sein.

ZUBEREITUNG

1. Alle Zutaten in einen Topf geben und circa 20 Minuten bei geschlossenem Deckel und geringer Hitze köcheln. Danach sollten alle Cranberrys geplatzt und die Sauce dickflüssig sein.

VANILLESAUCE

ZUTATEN FÜR 4 PORTIONEN

250 ml Kokosmilch
2–3 EL Erythrit (Zuckeraustauschstoff)
1 TL gemahlene Vanille oder
  Mark von 1 Vanilleschote
3 TL Tapiokastärke

TIPP
Die Vanillesauce hält sich im Kühlschrank 3 Tage und schmeckt super zu Zimtschnecken, Pancakes oder Kuchen.

ZUBEREITUNG

1. Die Kokosmilch mit dem Erythrit, der Vanille und der Tapiokastärke in einem Topf zum Kochen bringen und so lange kochen lassen, bis die Sauce so sämig ist, dass sie nicht mehr sofort von der Rückseite eines Löffels abfließt.

SACHREGISTER

REZEPTREGISTER

IMPRESSUM

3. Auflage 2022

PROJEKTLEITUNG: Hannes Frisch
BILDREDAKTION: Annette Baur
REDAKTION: Susanne Noll
KORREKTORAT: Susanne Schneider
COVERGESTALTUNG: Vera Schlachter, Veruschkamia, München unter Verwendung eines Motivs von shutterstock/adehoidar
LAYOUT, SATZ & DTP: www.layer-cake.de, Jürgen Kiermeier, Glonn
FOODFOTOS UND FOODSTYLING: Udo Einenkel
ILLUSTRATIONEN: shutterstock/adehoidar
DRUCK UND BINDUNG: Alcione, Lavis

Printed in Italy
Penguin Random House Verlagsgruppe FSC® N001967

FSC www.fsc.org
MIX
Papier aus verantwortungsvollen Quellen
FSC® C021956

ISBN: 978-3-517-09785-5